疲勞身體的省力圖鑑

イラストでわかる疲れないカラダの使い方図鑑

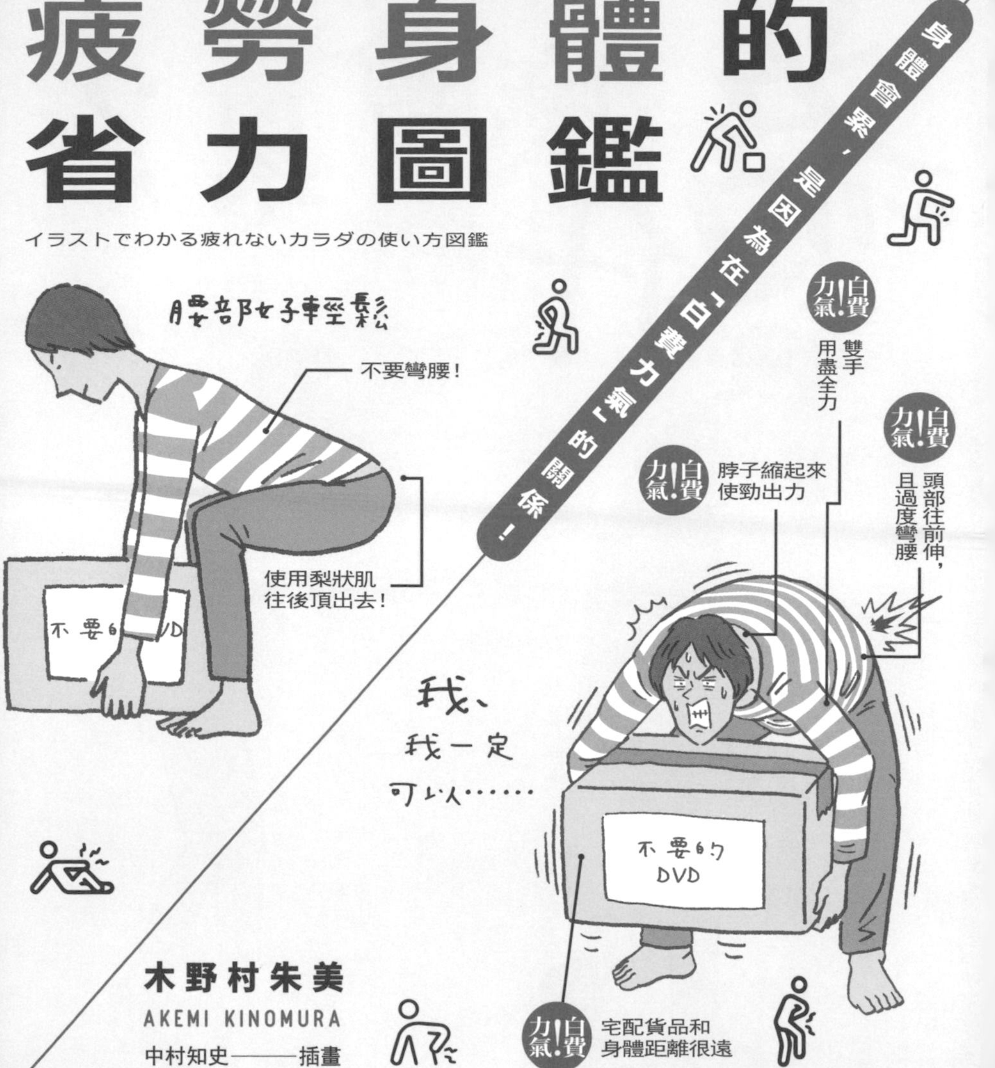

身體會累，是因為在「白費力氣」的關係！
腰部好輕鬆
不要彎腰！
使用梨狀肌往後頂出去！
不要的DVD
我、我一定可以……
白費力氣！雙手用盡全力
白費力氣！頭部往前伸，且過度彎腰
白費力氣！脖子縮起來使勁出力
白費力氣！宅配貨品和身體距離很遠
不要的DVD

木野村朱美
AKEMI KINOMURA
中村知史——插畫
蔡麗蓉——譯

U0072929

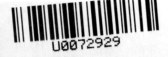

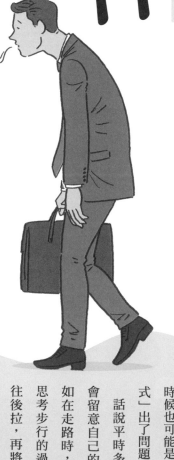

為什麼會累？

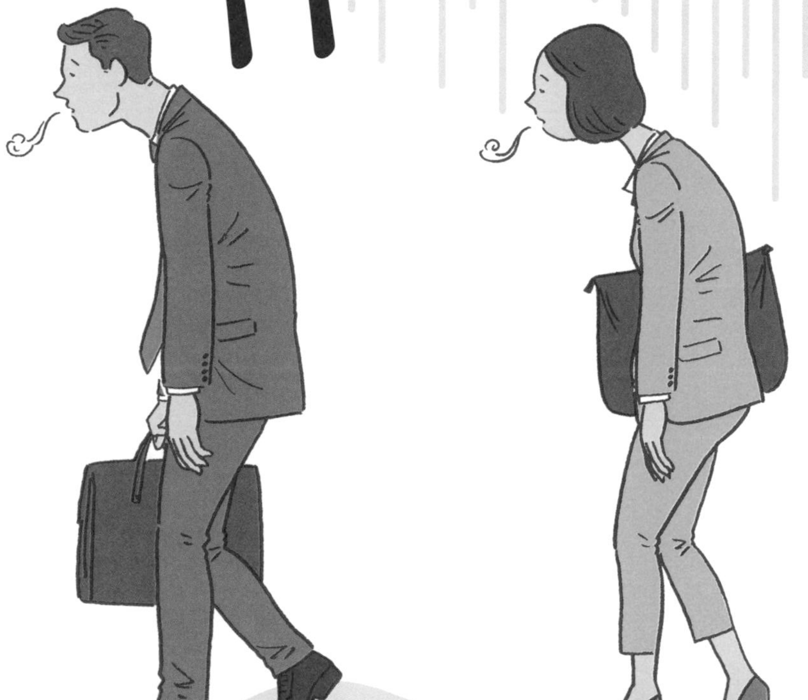

最近會不會愈來愈常覺得「好容易累」，或是「疲勞無法消除」呢？

明明沒做什麼很累人的事情，只是一般過日子也會覺得累。找不出疲勞的原因，為此傷透腦筋的人並不在少數。

疲勞的原因，大多是壓力以及生活不規律所引起，不過有時候也可能是「身體的使用方式」出了問題。

話說平時多數人恐怕都不會留意自己的一舉一動。例如在走路時，我們並不會去思考步行的過程中得將右手往後拉，再將右腳往前踏出去……，幾乎都是在無意識的狀態下進行。多數人普遍

因為你的身體被「舊觀念」給綁架了！

認為，身體自然活動是最輕鬆的方式，事實上這些無意識下出現的動作，正是導致身體疲累的原因之一。

最容易讓身體產生疲累感的就是「舊觀念」。從小我們對於身體的位置、動作、使用方式，在這些方面學習到的概念，當時可能一知半解，但是長大成人後，我們依舊習慣延用這套舊觀念在活動身體。而且這些小時候養成的舊觀念對身體造成的負擔，沒去特別留意的話，根本無從察覺。

身體為什麼會累？因為我們在不知不覺中，被舊觀念給綁架了，所以才讓身體一直背負著沉重的負擔。

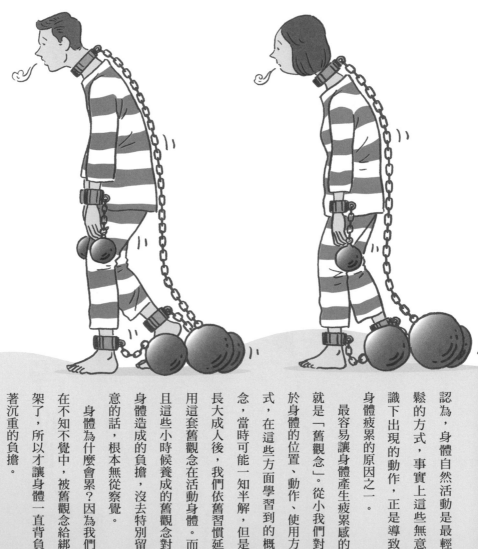

你是不是一直以為 身體是這個樣子？

【對於身體**位置**的認知】

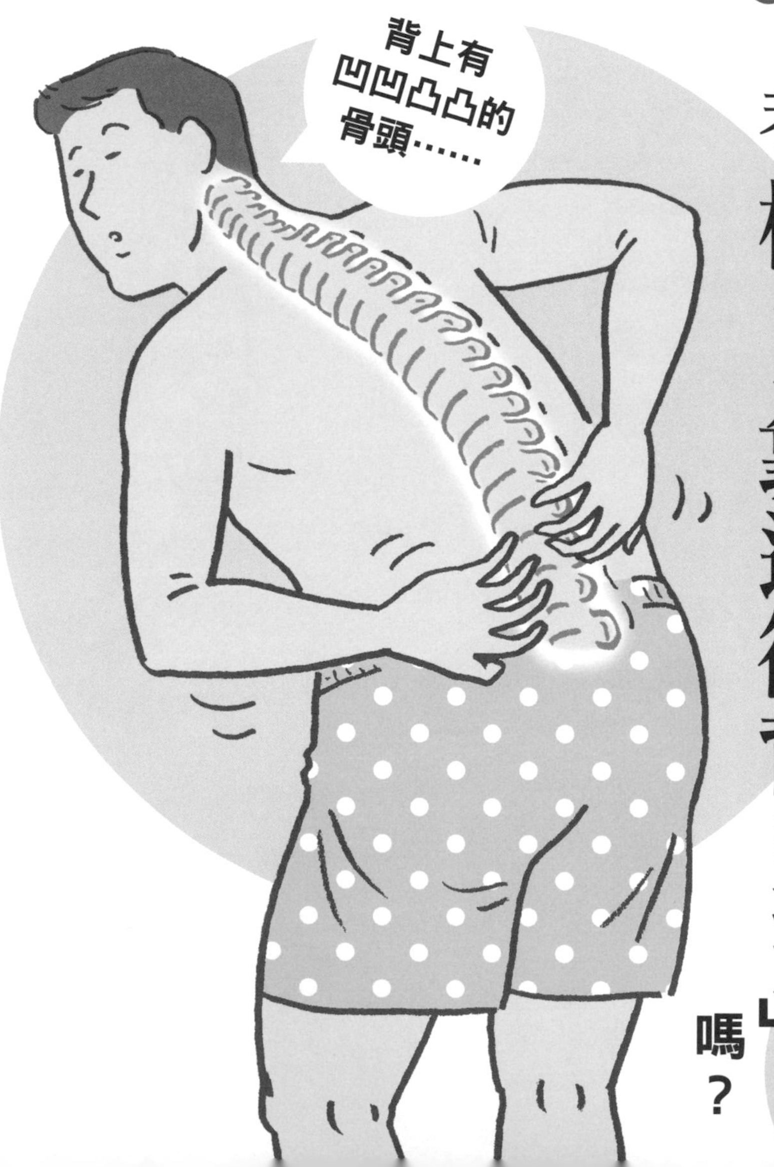

你一直以為

「**脊椎**位在**靠近後背**的地方」嗎？

可是並非如此，

「其實脊椎是位於正中央」

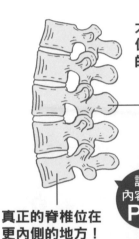

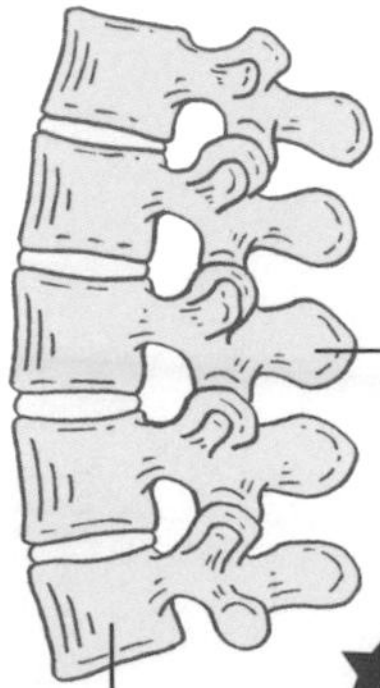

大家以為是脊椎的部位，事實上是這部分的突起處。
真正的脊椎位在更內側的地方！

詳細內容參閱P32

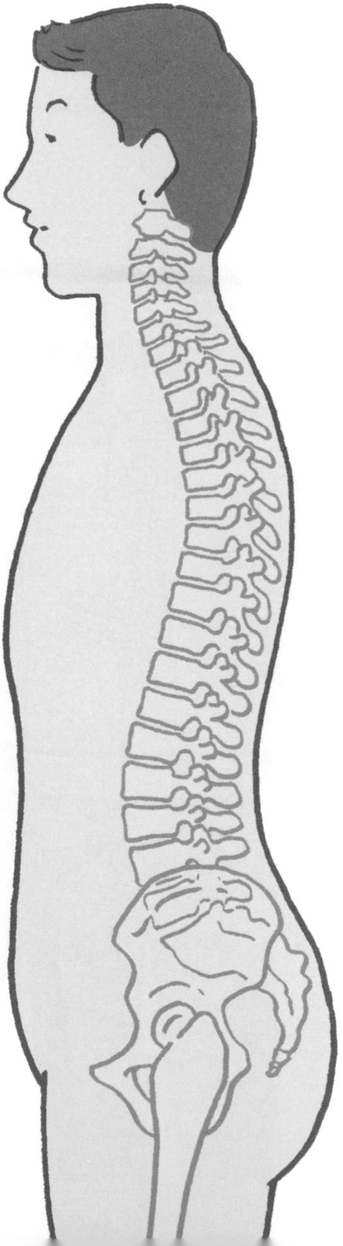

如果你一直以為脊椎位於後背的話，恐怕會導致

「背部的肌肉緊繃，光是站著就會讓你累到不行！」

你是不是一直以為
身體是這個樣子？

【對於身體動作的認知】

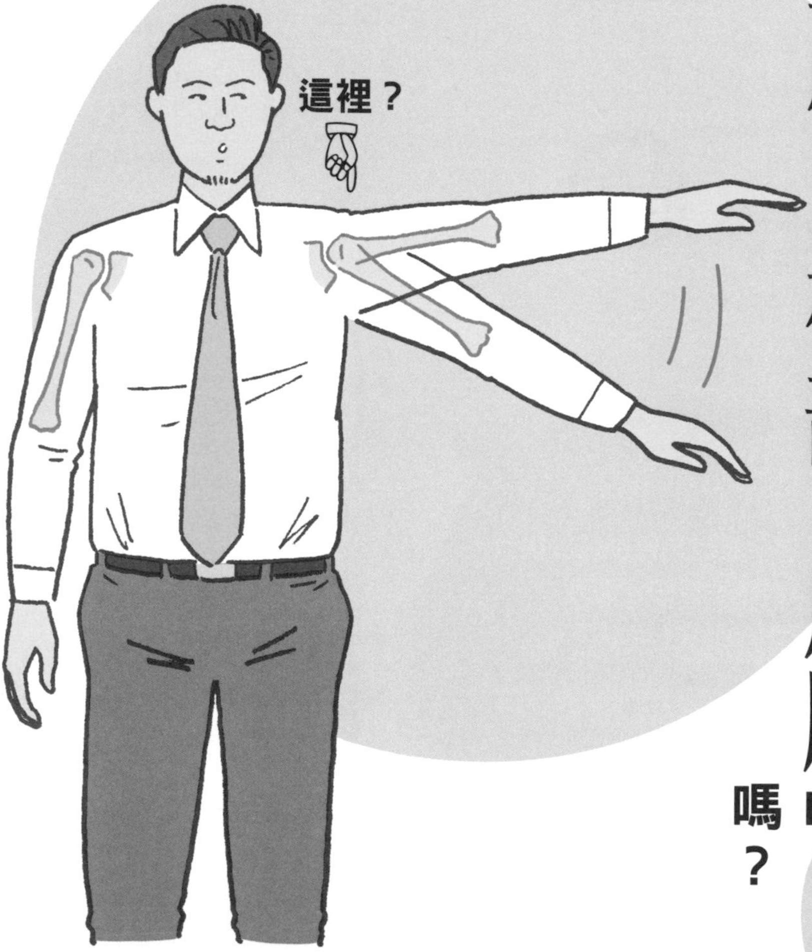

你一直以為「手臂的根部是肩膀」嗎？

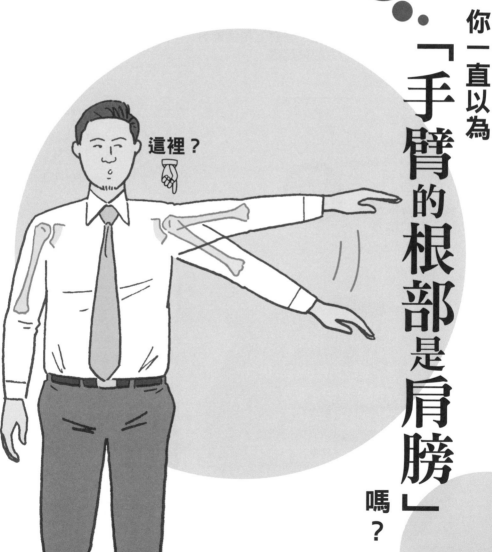

可是並非如此，

「其實鎖骨才是連接處」

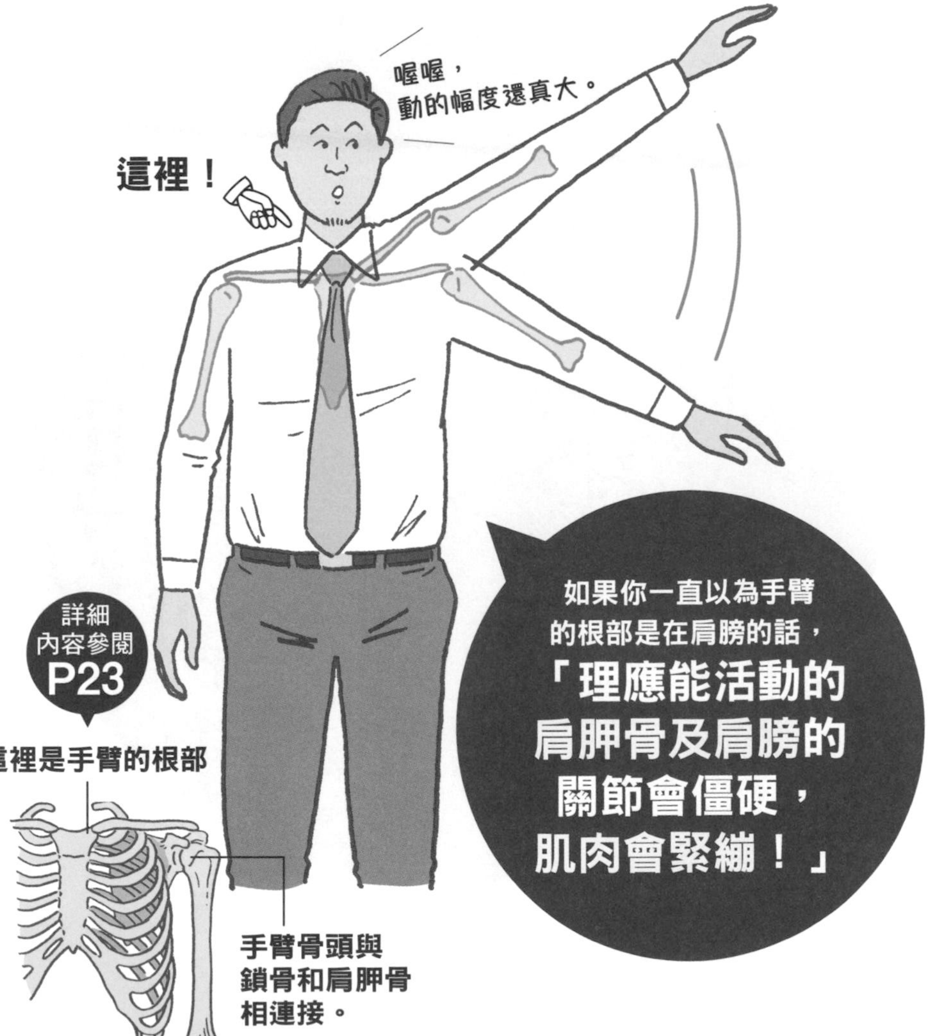
喔喔，
動的幅度還真大。
這裡！
如果你一直以為手臂
的根部是在肩膀的話，
「理應能活動的
肩胛骨及肩膀的
關節會僵硬，
肌肉會緊繃！」
詳細
內容參閱
P23
這裡是手臂的根部
手臂骨頭與
鎖骨和肩胛骨
相連接。

你是不是一直以為
身體是這個樣子？
【對於身體使用方式的認知】

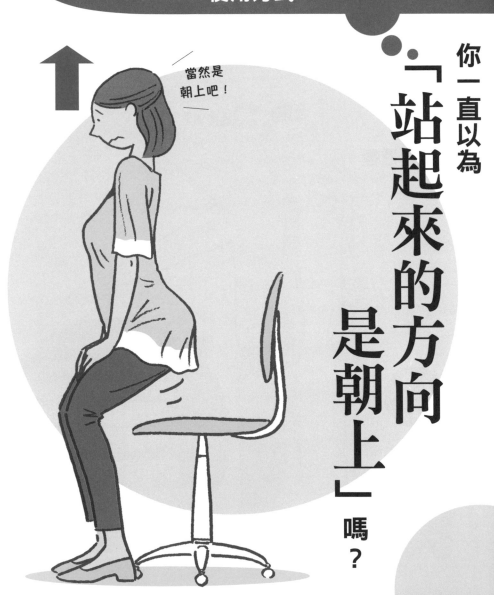

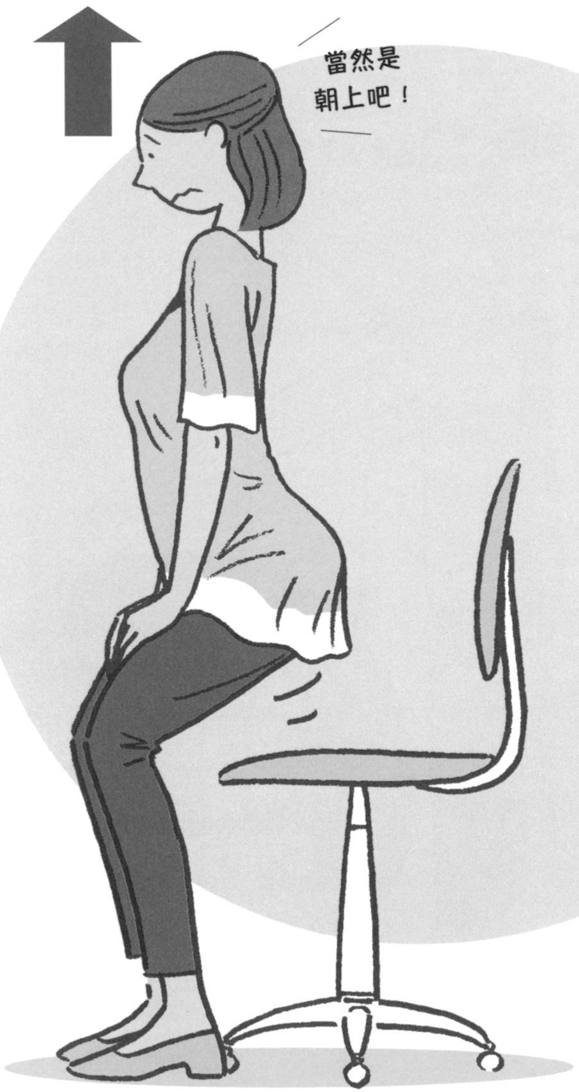

你一直以為「站起來的方向是朝上」嗎？

可是並非如此，
「其實站起來的方向是朝前」

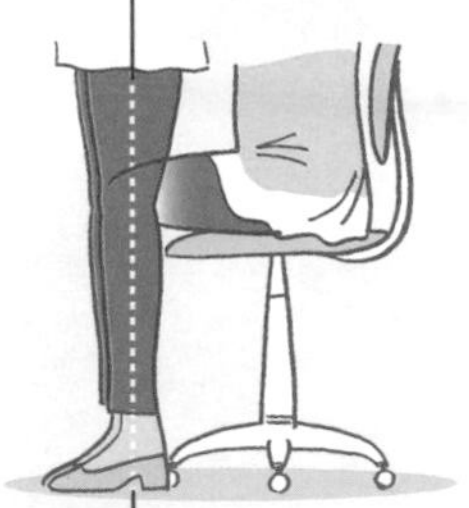
站立的位置位於
腳掌的延長線上
早點將身體重心
移至這個位置的
話，站起來時會
更輕鬆。

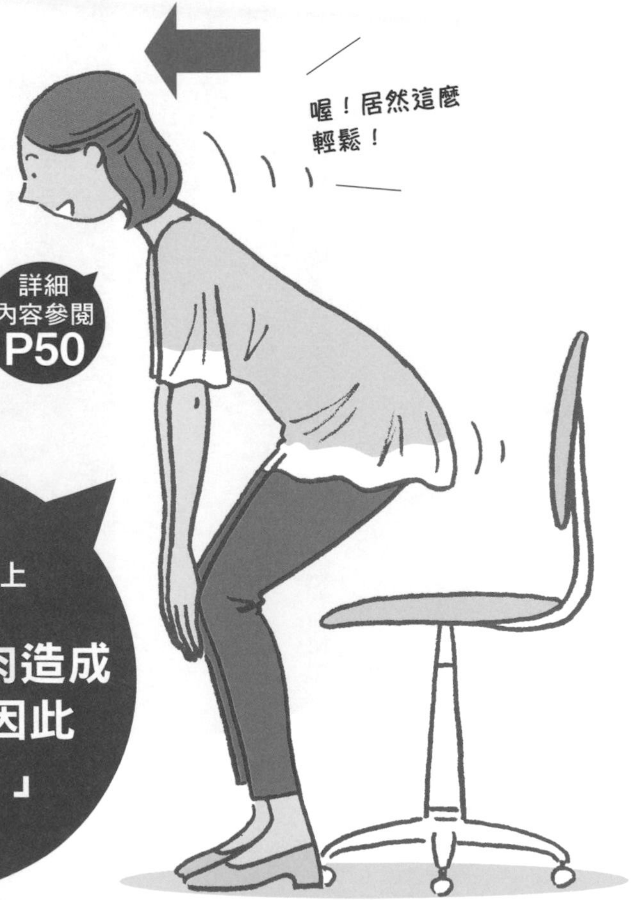
喔！居然這麼
輕鬆！
詳細
內容參閱
P50
如果你一直想朝上
站起來的話，
「將對大腿肌肉造成
多餘負擔，因此
容易疲累！」

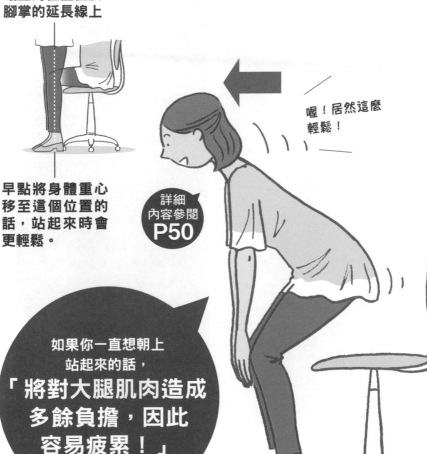

當你覺得累，以為是上了年紀的關係，因而感到無能為力之前……，先來了解一下如何使用自己的身體吧！

大家是怎麼使用自己身體的呢？

在你懂事之前，是不是已經懂得在無意識間「活動身體」了呢？以為「坐著」、「站立」、「走路」這些動作自然而然就懂得怎麼做，說不定根本未曾思考過如何使用身體的問題。

懂得如何巧妙使用身體的人，其實屈指可數。

老實說，現在你的一舉一動，都是在小時候觀察周遭的大人或玩具，還有繪本以及電視的影像學來，再靠自己的感覺調整才得以成型。這些動作在你長大成人後仍未經修正，直到現在依舊保持著不夠完善的一面。

許多人上了年紀之後，會感到「容易疲累」或是「疲勞消除不了」，以為這種現象是因為年紀大了的關係，而莫可奈何。但其實這是因為在無意識中學來的「身體使用方式」不夠正確，且在根深蒂固的「舊觀念」影響下無法察覺這點原因，所以自己才會選錯方式，導致「身體愈動愈累」。

既然某些身體的活動方式會「愈動愈累」，肯定就會有「活動再久也不累」的方式。當你覺得上了年紀之後，身體難免會疲勞而莫可奈何之前，請重新檢討一下「自己的身體使用方式」吧！

本書將舉出日常生活中，會莫明感到「吃力＝勞累」的動作，同時對照身體原始的構造，逐一為大家介紹「身體怎麼動才不會累」。

請大家不要以為「年紀大了才會這樣」，「大家都有相同問題」而放棄，為了讓大家了解自己的身體還有許多可能性，為了讓大家能更加輕鬆自在地過生活，所以我才會推出這本書。如能藉由本書，稍微減輕大家的「吃力感」，將是我最開心的事。

亞歷山大技巧　Aru Quality Pro 代表　木野村朱美

CONTENTS
目　次

序言

「為什麼會累?」因為你的身體被「舊觀念」綁架了! …… 2
你是不是一直以為身體是這個樣子?
你一直以為「脊椎位在靠近後背的地方」嗎? …… 4
你一直以為「手臂的根部是肩膀」嗎? …… 6
你一直以為「站起來的方向是朝上」嗎? …… 8
前言 …… 10

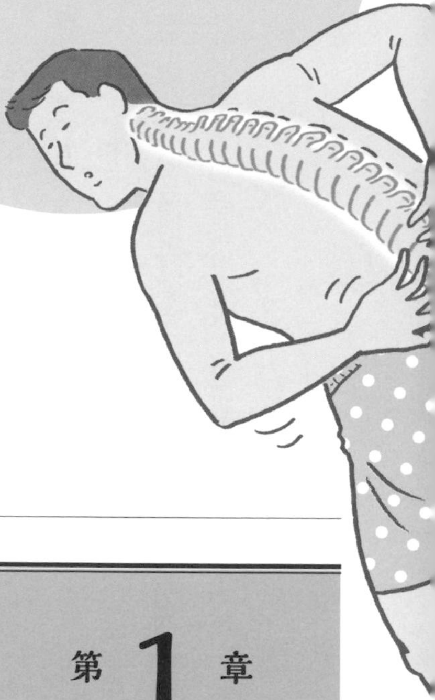

第1章 身體會累是因為潛意識都在「白費力氣」的關係

吃力的姿勢與輕鬆的姿勢 …… 18
如何讓自己不再「白費力氣」? …… 20
你是否一直在使用完全沒意識到的部位? …… 22
到底什麼叫作「靠骨頭站著」? …… 24
檢查一下身體有沒有在「白費力氣」! …… 26
試著憑感覺做出不會累的姿勢 …… 30
STEP 1 怎麼坐才不會累 …… 31
STEP 2 怎麼站才不會累 …… 35

易累的人凡事都比較衝動？……40
「習慣的動作」不等於「輕鬆的動作」嗎？……42
不要強調自己「正在做動作」！……44
將注意力放在身體應該移動的「方向」……46
如何讓基本動作變輕鬆
基本動作1—起床……48
基本動作2—起身……50
基本動作3—坐下……52
基本動作4—走路……54
Column1
如何「停止習慣性動作」
何謂亞歷山大技巧？……56

第2章 讓吃力的居家動作變「輕鬆」

居家遇到各種狀況時，如何讓日常生活的「吃力動作」變輕鬆……58
基本—讓日常動作變輕鬆的四個基本原則……60
基本1 坐骨位於髖骨之間
基本2 使脊椎位在腹部正中央
基本3 使頸椎位在吞嚥處正後方
基本4 使頭部輕鬆落在脊椎上方
吃力動作01—穿襪子……64
吃力動作02—打開冰箱拿東西……66
應用—抬高重物……68

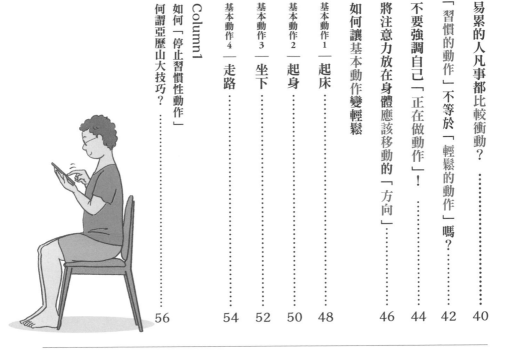

吃力動作03—洗臉……70
吃力動作04—低頭滑手機……72
應用—下廚……74
吃力動作05—晾衣服……76
應用A—用吹風機吹乾頭髮……78
應用B—取放棉被……80
吃力動作06—打開大門……82
吃力動作07—擦窗……84
應用A—擦地板……86
應用B—燙衣服&洗車……88
吃力動作08—找不到舒服的姿勢睡覺……90
吃力動作09—除草……92
吃力動作10—打開難開的瓶蓋……94
吃力動作11—晾衣服時從底下鑽過來……96
吃力動作12—用吸塵器吸地板……98
吃力動作13—跨進浴缸……100
Column2
寫給在運動會跌個四腳朝天的父親們……102

第3章 讓外出時吃力的動作變「輕鬆」

外出遇到各種狀況時，如何讓日常生活的「吃力動作」變輕鬆

不想外出時「很吃力」，同樣要記住四大原則！……104
吃力動作14—爬樓梯……106

應用——下樓梯……108
吃力動作15——在路上綁鞋帶……110
吃力動作16——提著沉重的購物袋……112
吃力動作17——看電影時久坐……114
吃力動作18——看演唱會時久站……116
吃力動作19——搭捷運時站著左搖右晃……118
吃力動作20——下車……120
應用——搭計程車時從內側座位下車……122
吃力動作21——騎自行車上坡……124
吃力動作22——下雪時走在濕滑的路面上……126
Column3
為什麼市區下大雪就會亂成一團？……128

第4章 讓身體不適變「輕鬆」

改變「觀念」就能擺脫身體不適！……130
遇到各種症狀時，如何讓身體不適變輕鬆……132
身體不適01——肩膀痠痛……134
身體不適02——腰痛……136
身體不適03——頭痛……138
身體不適04——情緒焦躁……140
身體不適05——聲音發不出來……142

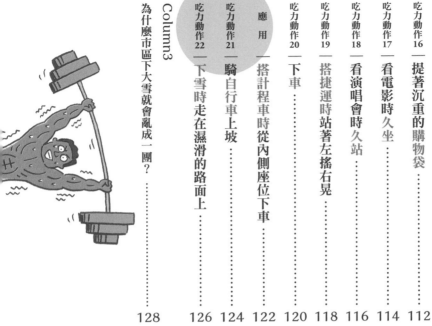

身體不適06—視力模糊……144
身體不適07—扁平足……146
身體不適08—說話說不清楚……148
身體不適09—有氣無力……150
身體不適10—失眠……152
身體不適11—便祕……154
身體不適12—社交恐懼症……156
結語……158

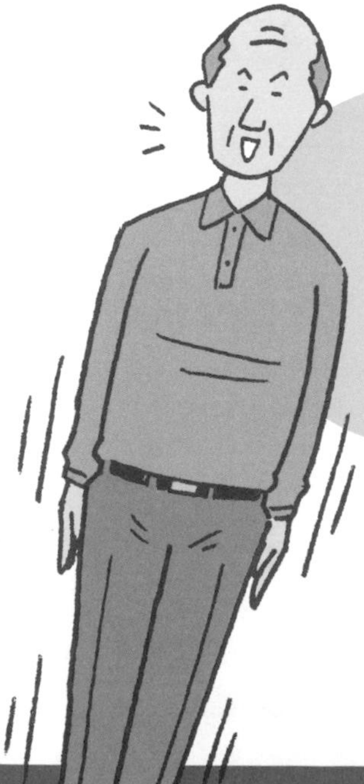

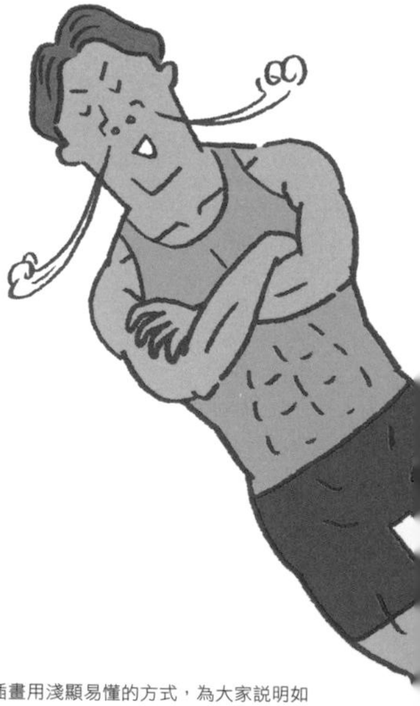

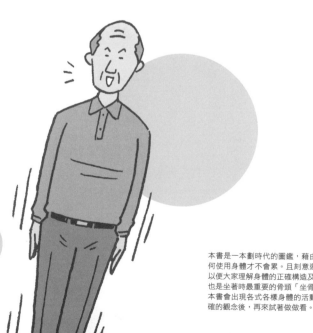

本書是一本劃時代的圖鑑，藉由插畫用淺顯易懂的方式，為大家說明如何使用身體才不會累。且刻意運用了「簡單」又「輕鬆」的表達方式，以便大家理解身體的正確構造及使用方式。另外將骨盆當中的某個部分，也是坐著時最重要的骨頭「坐骨」，標示成「坐骨」。
本書會出現各式各樣身體的活動方式，請大家用輕鬆的角度，先釐清正確的觀念後，再來試著做做看。

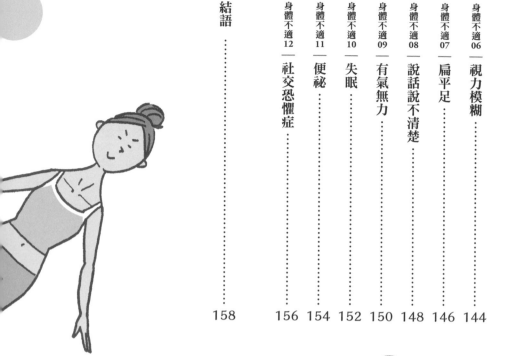

第 1 章

身體會累，是因為潛意識都在「白費力氣」的關係。

吃力的姿勢與輕鬆的姿勢

一般來說，大家一想到「優良姿勢」，通常會在腦海中浮現後背挺直，類似「立正站好」的姿勢。而且不少人還深深認為，唯有這樣的優良姿勢，才是能取得平衡的輕鬆姿勢。

事實上「立正站好」是非常「吃力」的姿勢。為了證明這點，請大家試著維持立正姿勢三十分鐘的時間，三十分鐘後，相信大家背部及雙腳肌肉都會筋疲力盡。

一般人都以為，後腦勺、背部、臀部、腳跟這四個點能緊貼牆面，才算是優良姿勢，其實這種姿勢完全違反了原始的身體構造。請大家仔細觀察一下身體的構造，會發現臀部長了厚厚一層肌肉及脂肪，所以朝外側突出才是原本的形狀。背部及後腦勺也一樣，並非排列在一直線上。

若是將優良姿勢定義成「背部用力挺直」，或是「四點盡量貼牆」這種姿勢的話，恐怕全身的重心會後傾，在那一瞬間，背部的肌肉會因為緊繃而感到疲勞。

就像這樣，**所謂吃力的姿勢，就是用肌肉在支撐身體的姿勢。**其實依據原始的身體構造，優良姿勢應是不費力氣，用骨頭站立的姿勢，這樣才堪稱真正輕鬆的姿勢。

【身體原始的構造】

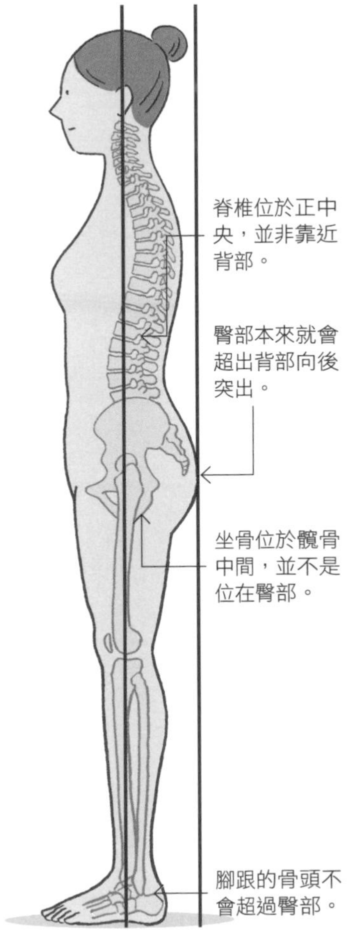

脊椎位於正中央，並非靠近背部。
臀部本來就會超出背部向後突出。
坐骨位於髖骨中間，並不是位在臀部。
腳跟的骨頭不會超過臀部。

GOOD

藉由骨頭取得平衡，不依賴肌肉的力量，身體就能放鬆！

【乍看之下姿勢很優良，其實……】

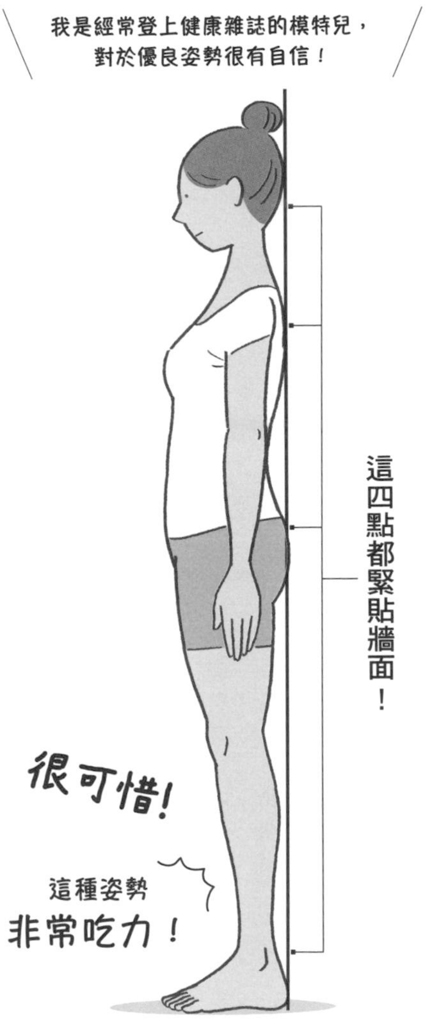

我是經常登上健康雜誌的模特兒，
對於優良姿勢很有自信！
這四點都緊貼牆面！
很可惜！
這種姿勢
非常吃力！

NG

全身重心集中在後方，所以會增加背面肌肉的負擔！

如何讓自己不再「白費力氣」？

假設輕鬆的姿勢＝不依賴肌肉的姿勢，那麼大家可能會以為，「是不是應該放鬆身體不要用力比較好」。但是**全身放鬆不用力，也不代表你的肌肉沒有在白費力氣（＝沒有負擔）**。

舉例來說，請大家像左頁插圖一樣，「用自以為輕鬆的姿勢」坐下來。這樣的姿勢非常不得體，看起來或許很放鬆，但是當你有某部位放鬆，就會有其他部位的肌肉負擔變大，以彌補沒有出力的部分。

以這個姿勢為例，身體彎曲以致於頸部必須抬高，而且背部的肌肉還得用力保持平衡。臀部也會用力以免向前滑，就連雙腳也得用力張開才行，結果幾乎全身都在白費力氣。

那麼該怎麼做才能讓自己不再「白費力氣」呢？承前所述，首先必須**了解身體的構造**。接下來將會在後續詳細說明，這時還得**用骨骼保持平衡，不能依賴肌肉**。我們都會在無意識下「白費力氣」，所以首要之務，就是從**「察覺」**這種現象做起。

平日常見白費力氣的場景

這位態度散漫的老兄。

乍看之下好像用輕鬆的姿勢在坐著，其實……

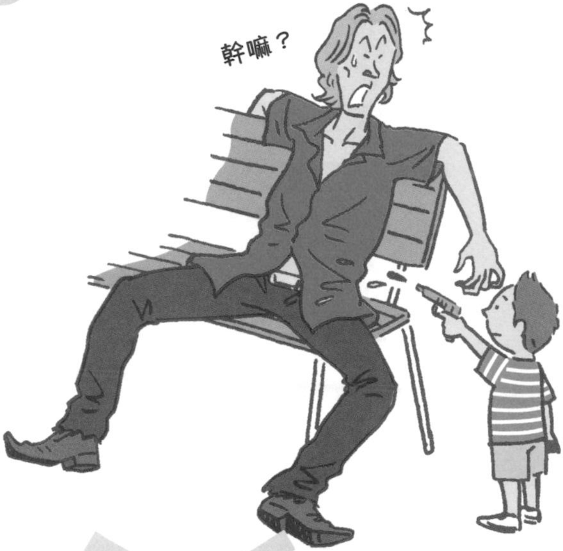

他一直在

白費力氣。

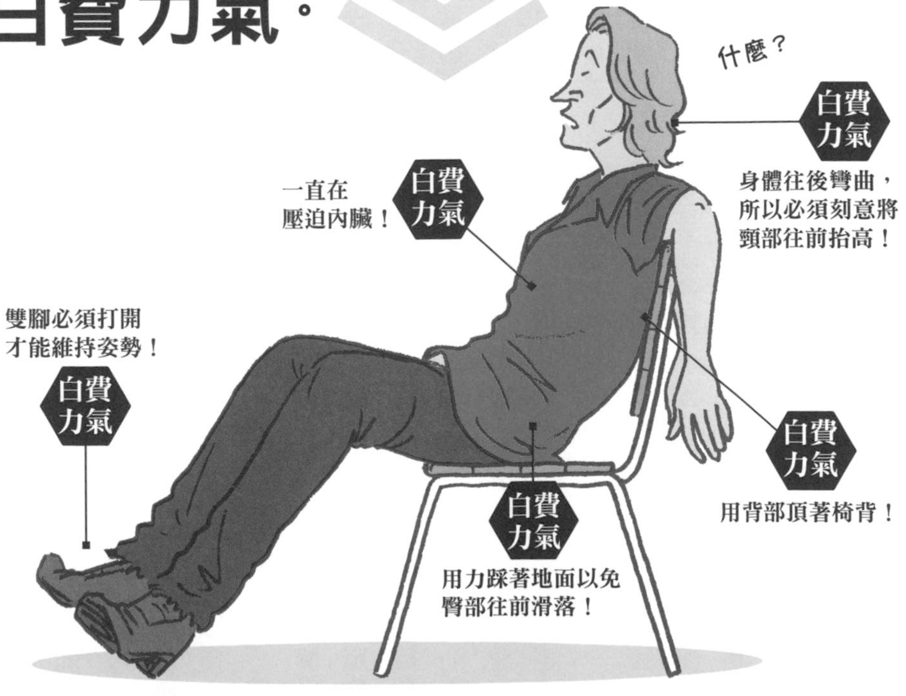

什麼？
白費力氣
身體往後彎曲，所以必須刻意將頸部往前抬高！
一直在壓迫內臟！
白費力氣
雙腳必須打開才能維持姿勢！
白費力氣
白費力氣
用背部頂著椅背！
白費力氣
用力踩著地面以免臀部往前滑落！

你是否一直在使用完全沒意識到的部位？

前文曾提過，想讓自己不再白費力氣，首要之務得從察覺這種現象做起，但是我們對於身體一直存有某些「舊觀念」，而且超乎想像的多，明明存在的部位卻以為不存在，明明不存在的部位，卻又誤以為身上存在這個部位。最終這些誤解恐怕會導致身體產生不適症狀。

而且**只要我們在這些舊觀念影響下，一直沒有「察覺」，對於某些部位有所誤解的話，時常會在不知不覺中忽視這些部位，使得這些部位在理應派上用場時，卻無法妥善運用**。無法派上用場，意指這些部位的職責必須由其他部位分擔，所以日常生活中感到「吃力」的情形才會有增無減。

舉例來說，我們在呼吸時將空氣用力吸進肺部之後，多數人都會留意到胸部一帶在活動。但是**事實上肺部必須在肋骨完全擴張至背部的狀態下，才能吸飽空氣**，僅將注意力放在胸前呼吸的話，呼吸會變淺，放鬆效果並不佳，無法使呼吸的作用產生最大功效。

大家可以參考左頁插圖，當我們對實際的身體運作有所誤解時，常會導致身體無法正常運作。因此，想讓身體不會疲累，察覺無意識的身體活動將成為首要之務。

大腦一直誤會了！

肺部有多大？

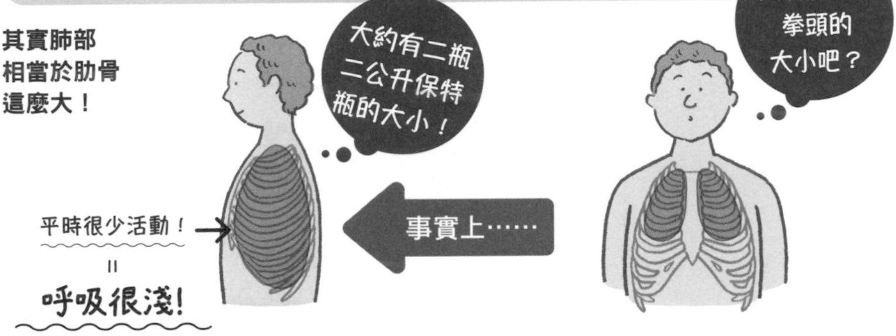

手臂的根部在哪裡？

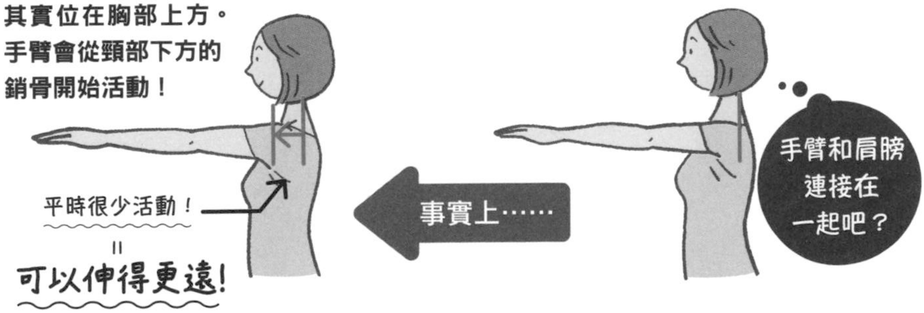

頭部到哪裡為止？

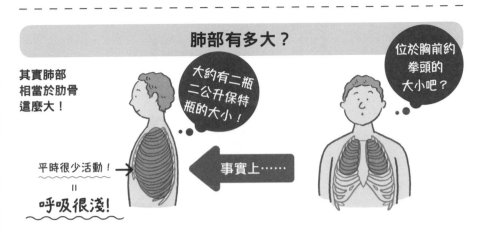

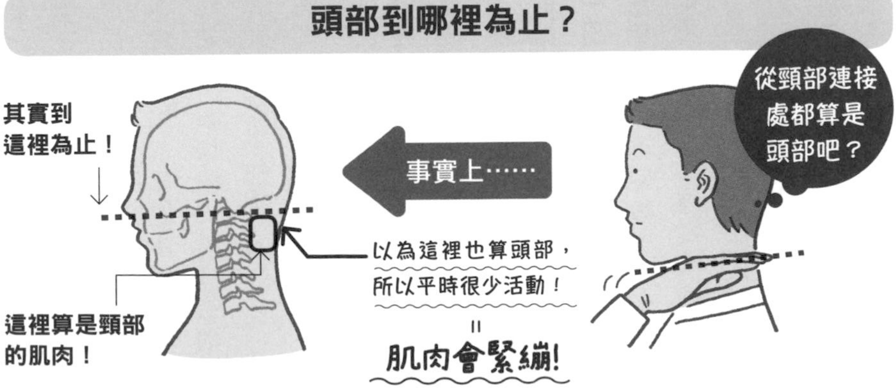

到底什麼叫作「靠骨頭站著」？

之前跟大家說明過，所謂輕鬆的姿勢，意指不靠肌肉的力量，而是藉由骨骼取得平衡，也就是感覺像「靠骨頭站著」一樣。話說，靠骨頭站著又是怎麼一回事呢？

現在就以建造一棟房子的骨架來舉例，**當我們在平整的地基上豎起垂直的柱子之後，接下來只須在上頭蓋上屋頂即可**，相信這樣就能保持平衡了。但在地基不平穩的地方立起斜斜的柱子，接著直接將屋頂蓋上去的話，就必須用鋼索等方式加以補強，否則房子根本不會穩固。**完全依賴肌肉站立，就像是用這些鋼索在補強房子一樣**。房子在建造時沒有保持平衡的話，就必須依賴原本不需要的鋼索加以支撐，否則根本蓋不起來。

只要了解骨骼天生的構造，保持平衡就能站得穩穩的，根本不需要肌肉加以補強（＝鋼索）。

頭的位置前後搖晃，或是脊椎後彎，還有骨盆後傾、足部重心過於偏前或偏後，在這些林林總總不穩定的因素之下，肯定需要肌肉發揮鋼索補強的作用。

這些肌肉的負擔，就是導致吃力的原因之一。

將身體比喻成房子的話……

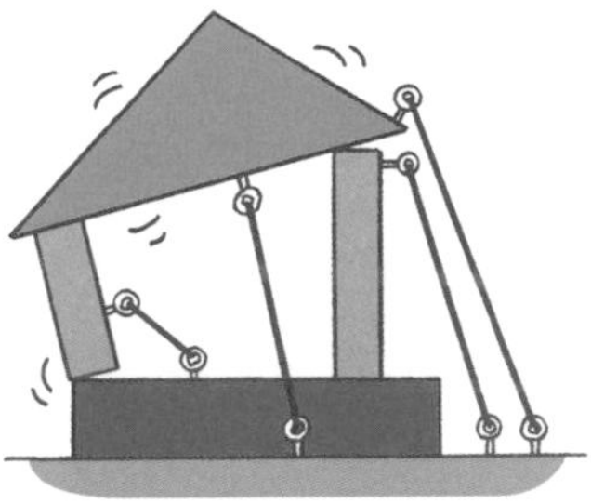

用鋼索補強

＝

造成肌肉負擔

↓

這樣就會

很吃力！

無法保持平衡時，就得靠鋼索補強才不會東倒西歪。

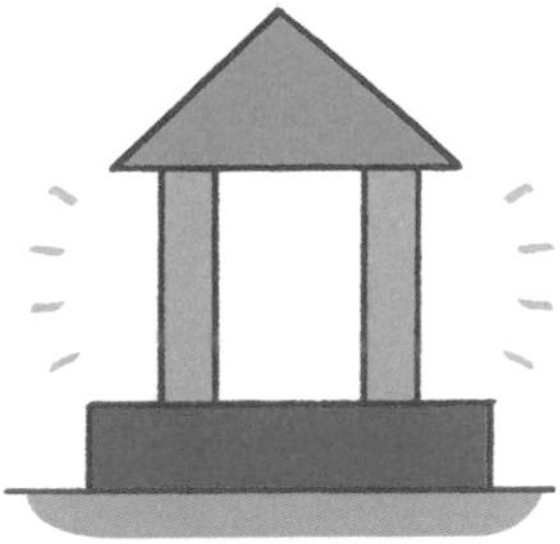

能夠保持平衡時，柱子就不會東倒西歪。

NG

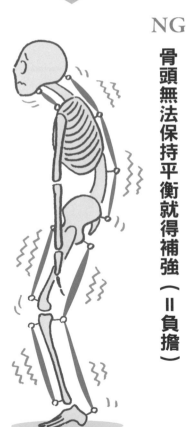

骨頭無法保持平衡就得補強（＝負擔）

GOOD

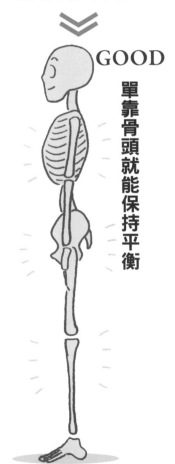

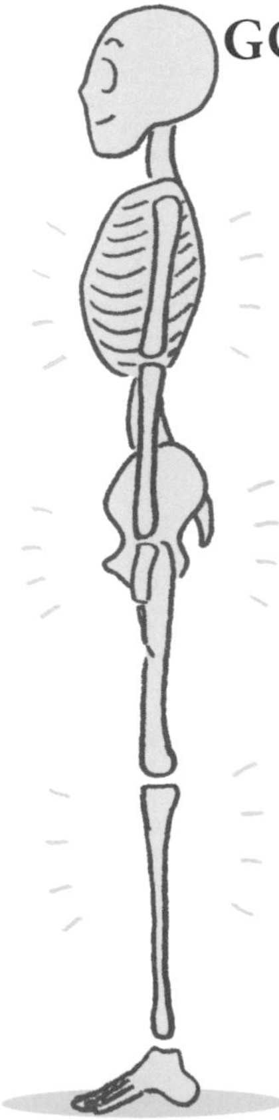

單靠骨頭就能保持平衡

檢查一下身體有沒有在「白費力氣」！

因為舊觀念所導致的身體不適，通常都會在不知不覺中發生，正常無法察覺。**假使沒想過主動「察覺」的話，自己很難發覺身體有哪些部位在「白費力氣」**。

究竟該怎麼做，才能發現自己的身體不自覺地在白費力氣呢？

現在就為大家從過去許多受試者的身體檢測問卷中，列舉出現實生活中容易白費力氣，「常見的舊觀念」有哪些。

只要有其中一項符合自己的現況，可能你身體有某部位「不自覺地肌肉緊繃＝白費力氣」。

檢測項目當中，說不定有哪幾項會讓你覺得「根本沒有錯」。但是這些你自以為正確的舊觀念，其實潛藏著會導致身體容易疲勞的原因。

符合描述的人，請再次仔細地檢視一下自己的身體，然後捨去之前先入為主的觀念，從「零」開始做起吧！只要參考自第三十頁起為大家介紹的「不會累的姿勢」，重頭學起的話，相信身體吃力的感覺一定會逐漸減輕。

檢查看看你有沒有在白費力氣

1 一直以為脊椎位在背部 ✓

2 一直以為是肌肉在支撐身體 ✓

3 一直以為得靠肌肉才能使出更強大的力量 ✓

4 一直以為每個人都會肩膀痠痛、腰痛、脖子痛 ✓

5 能坐就不想長時間站著 ✓

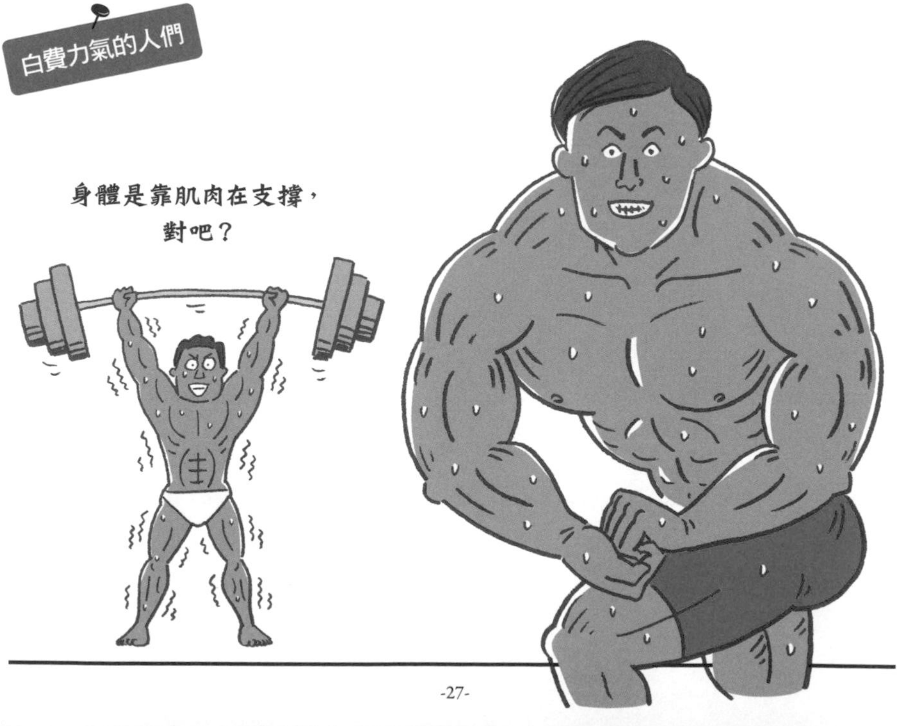
白費力氣的人們
身體是靠肌肉在支撐，
對吧？

檢查看看你有沒有在白費力氣

6 習慣咬緊牙根 ☑

7 喜歡鍛鍊身體 ☑

8 一直以為「立正站好」的姿勢很正確 ☑

9 一直以為手臂不要出力往下垂
才是放鬆的狀態 ☑

10 扁平足 ☑

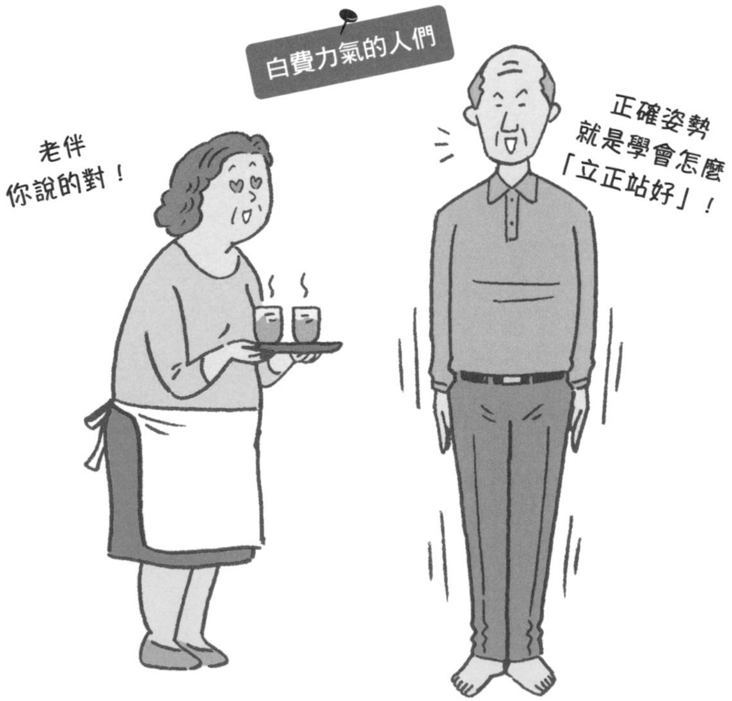

檢查看看你有沒有在白費力氣

11 一直以為走路時要從腳跟著地 ☑

12 一直以為坐著不動、雙腳貼地的動作必須使勁踏地才行 ☑

13 一直以為肺部位在胸部前方 ☑

14 從來不曾留意過肩胛骨如何活動 ☑

15 經常提醒自己要努力、振作、準時、動作快 ☑

16 早上起床時常常還是覺得很累 ☑

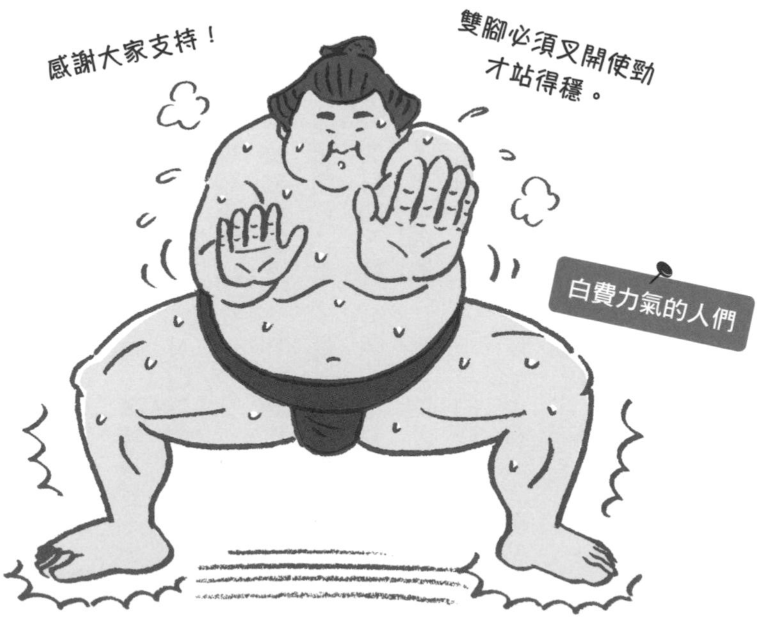

試著憑感覺做出不會累的姿勢

想讓身體不會累，基本上姿勢要做對。

最終應達到「靠骨頭站著」的境界，才能避免身體肌肉不自覺地一直在白費力氣。

此時有一點要請大家留意，**不能勉強身體不要出力，或是刻意做出正確姿勢**。因為當你想刻意「做出正確姿勢」的瞬間，背部、腹部以及下半身的肌肉將不知不覺緊繃起來。

重要的是**導正舊觀念及感覺，「停止」白費力氣＝不良習慣**，而不是「刻意做出」某種姿勢。也就是說，關鍵在於「**別再白費力氣**」。

擺脫舊觀念的枷鎖不去用力，就能破除身體的固有觀念，重新植入正確的感覺，自然能改變姿勢，變得輕鬆無負擔。總而言之，請讓身體不出力，並且改變記憶中的觀念。

另外，要實現靠骨頭站著的姿勢，第一個步驟必須從「怎麼坐才不會累」的簡單姿勢學起。將這種坐姿的基本重點，加上下半身的感覺之後，最終你就能學會「怎麼站才不會累」了。

STEP 1 怎麼坐才不會累

想要輕輕鬆鬆地站著，先從怎麼坐學起！

別再白費力氣的三大重點

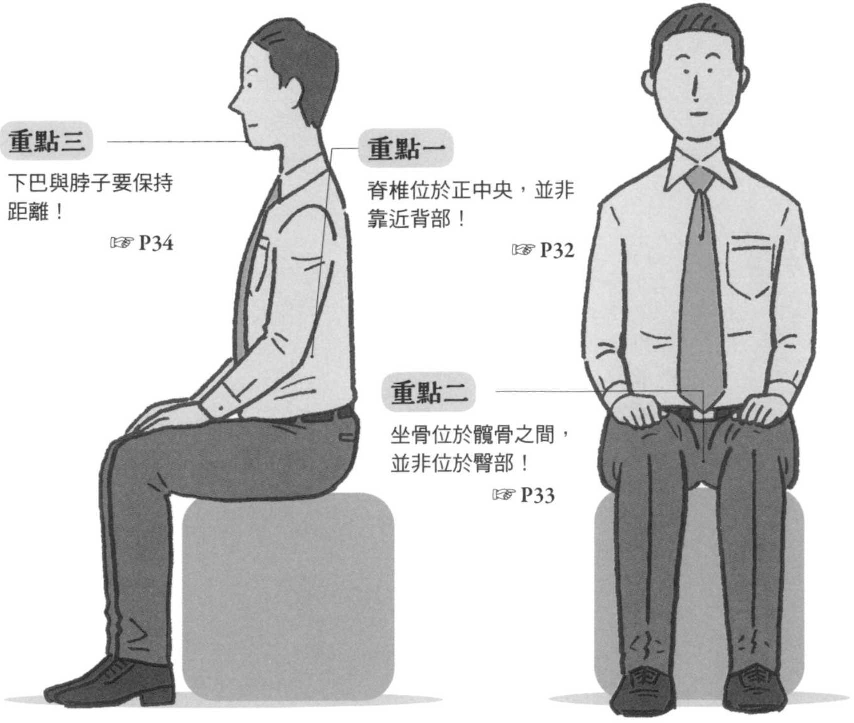
重點三
下巴與脖子要保持距離！
☞ P34
重點一
脊椎位於正中央，並非靠近背部！
☞ P32
重點二
坐骨位於髖骨之間，並非位於臀部！
☞ P33

重點一　脊椎位於正中央，並非靠近背部！

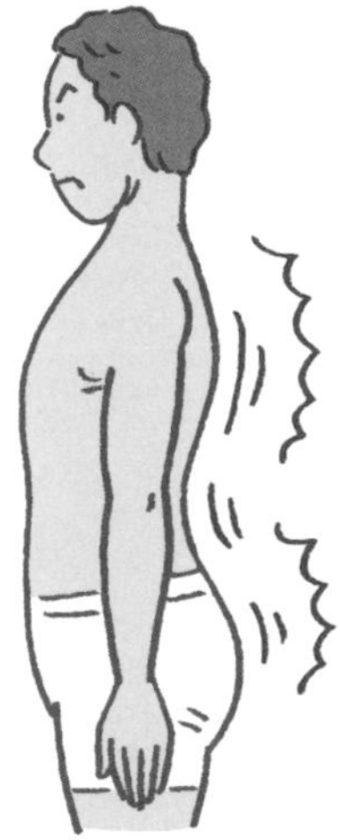

想要做出正確姿勢時，會過度將注意力放在脊椎＝背部上，使背部肌肉很緊繃！

＝

白費力氣

於是乎……

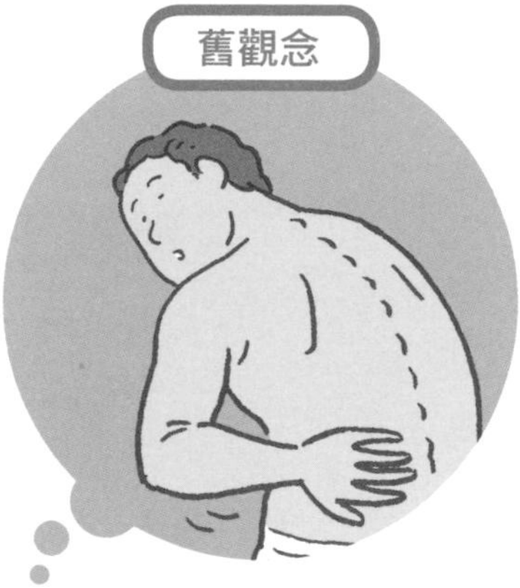

後背中央會有凹凹凸凸，所以容易誤以為脊椎位在正中央！

其實這裡才是脊椎！

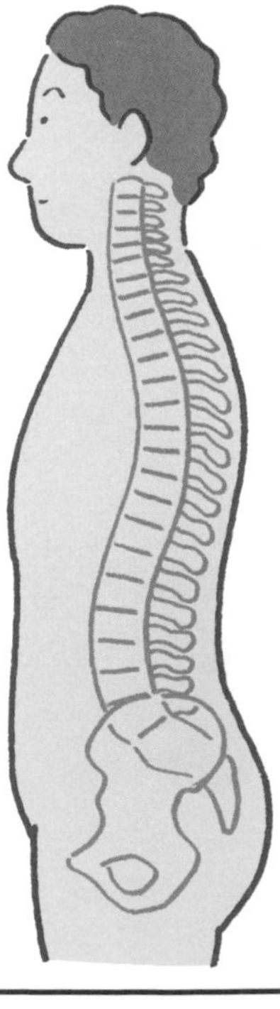

脊椎比想像中的還要接近身體的中心部位！

＝

就好像在中心部位支撐著身體一樣！

總而言之……

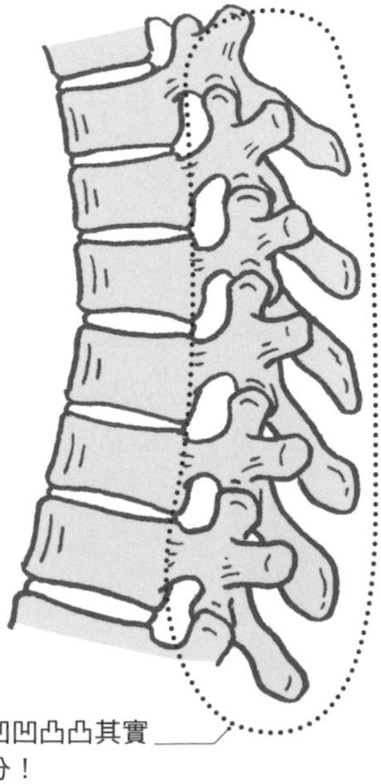

後背上的凹凹凸凸其實是這個部分！

重點二 坐骨位於髖骨之間，並非位於臀部！

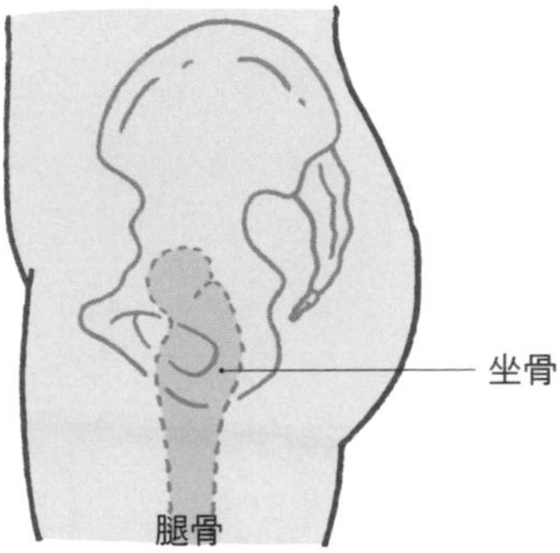

從側面觀察的話，其實坐骨是朝前彎曲，所以事實上是位於髖骨之間！

但是……

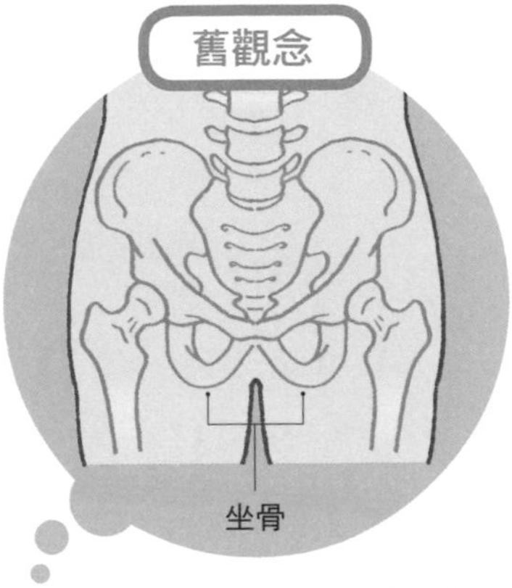

坐下時坐骨通常會位於最下方，從正面觀察的話會如上圖所示，所以容易誤以為是在臀部兩側！

坐下時感覺頭部輕鬆地落在坐骨上方！

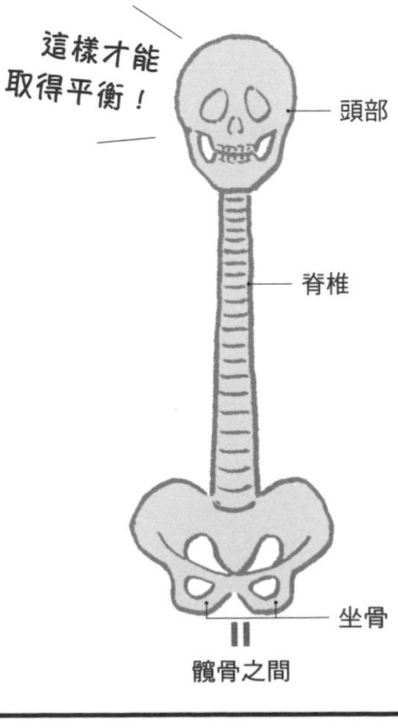

總而言之……

將位於髖骨之間的坐骨定位成地基，然後豎立起中心部位的脊椎線條，頭部再落在最上方！

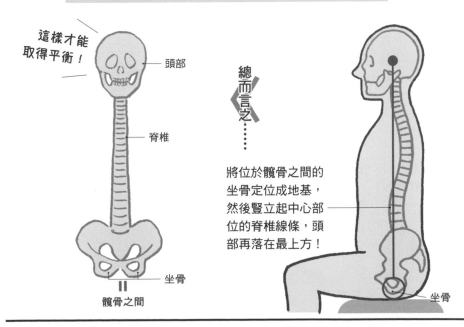

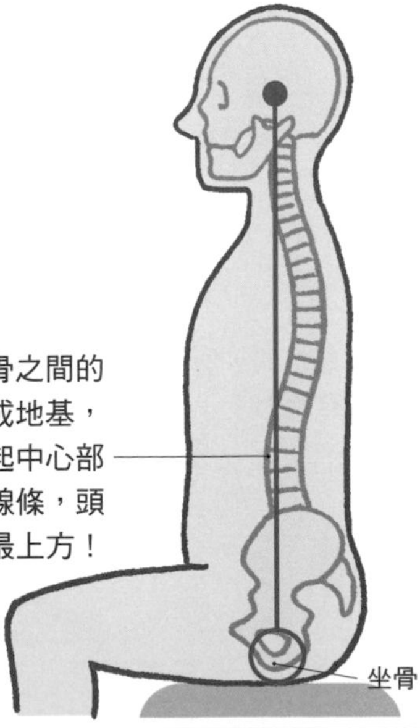

重點三　下巴與脖子要保持距離！

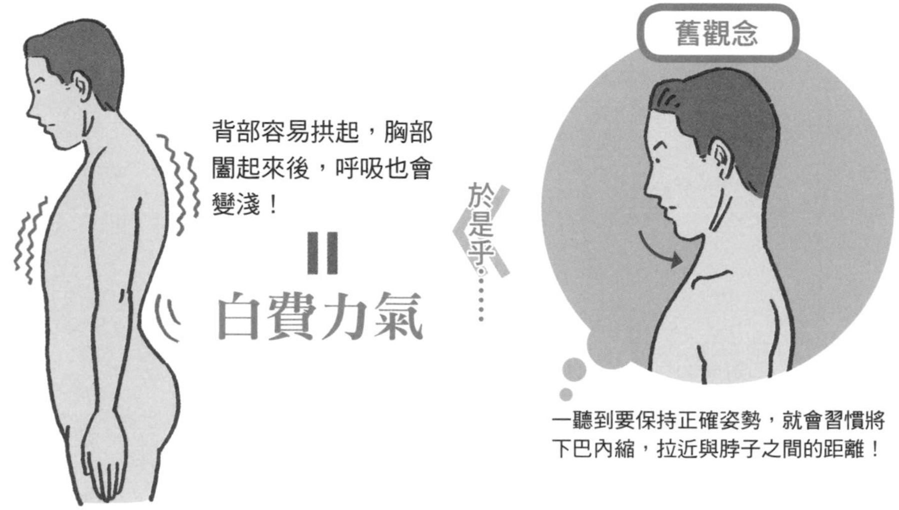

背部容易拱起，胸部闔起來後，呼吸也會變淺！
＝
白費力氣
於是乎……
舊觀念
一聽到要保持正確姿勢，就會習慣將下巴內縮，拉近與脖子之間的距離！

看著前方坐下來！

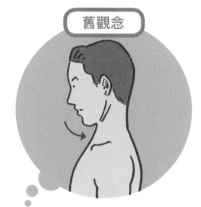

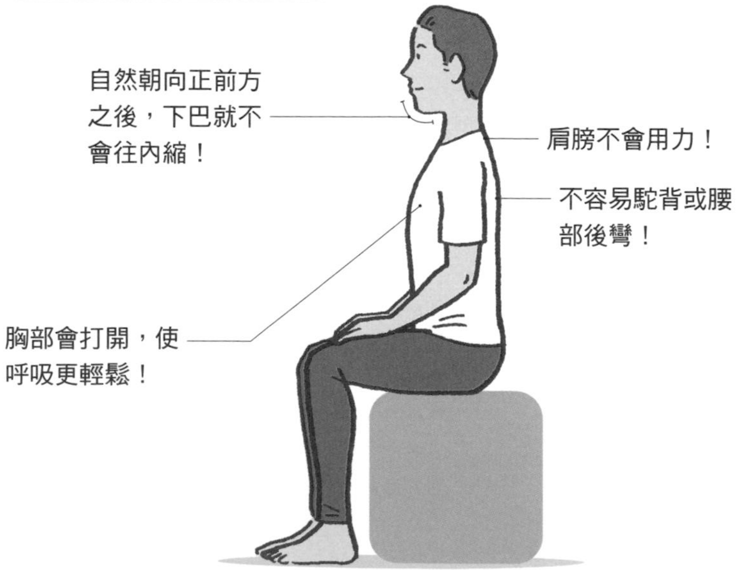

自然朝向正前方之後，下巴就不會往內縮！
肩膀不會用力！
不容易駝背或腰部後彎！
胸部會打開，使呼吸更輕鬆！

STEP 2 怎麼站才不會累

參考「怎麼坐才不會累」的方法學會上半身的姿勢後，再加上下半身的姿勢！

別再白費力氣的四大重點

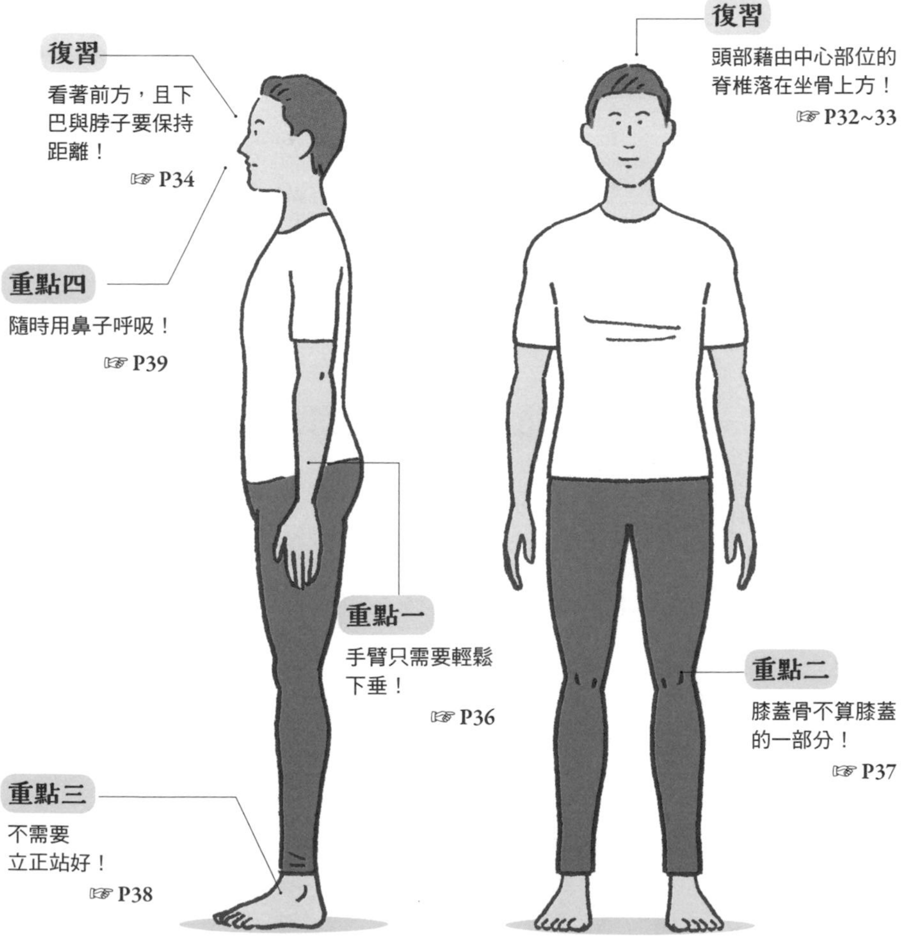

復習
看著前方，且下巴與脖子要保持距離！
☞ P34
重點四
隨時用鼻子呼吸！
☞ P39
重點一
手臂只需要輕鬆下垂！
☞ P36
重點三
不需要立正站好！
☞ P38
復習
頭部藉由中心部位的脊椎落在坐骨上方！
☞ P32~33
重點二
膝蓋骨不算膝蓋的一部分！
☞ P37

重點一 手臂只需要輕鬆下垂！

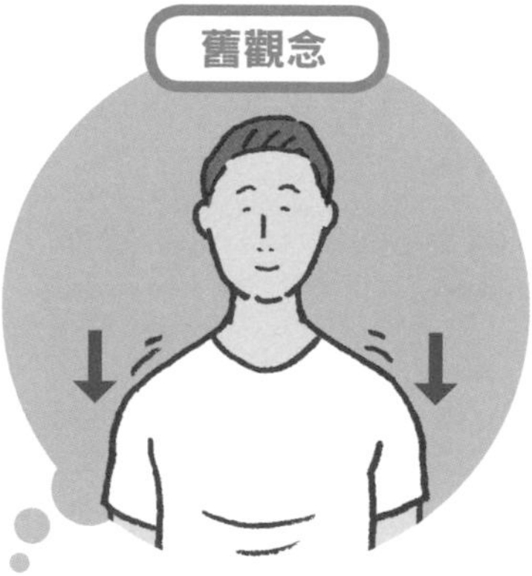

反過來說，若是將手臂過度往下垂放的話，就會產生下壓的力道！

＝

白費力氣

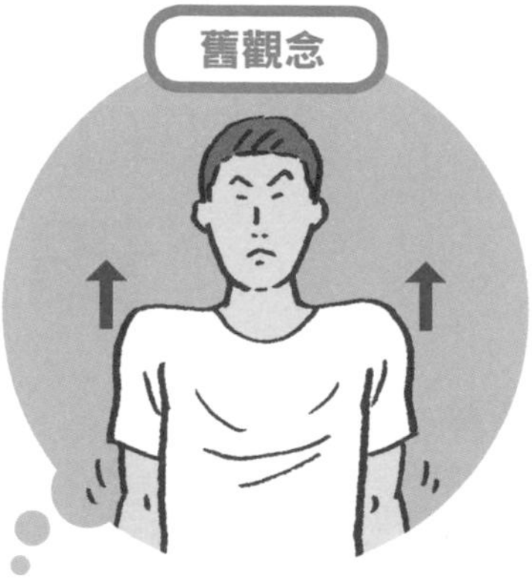

如果刻意固定手臂的位置，肩膀會抬高而容易用力！

＝

白費力氣

總而言之……

不要去在意手臂的位置即可！

手臂會自然位在正中位置！

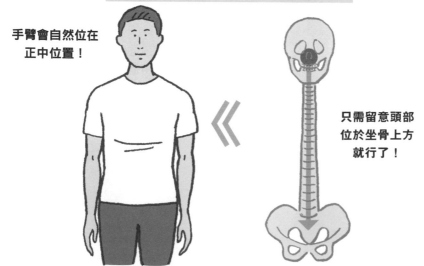

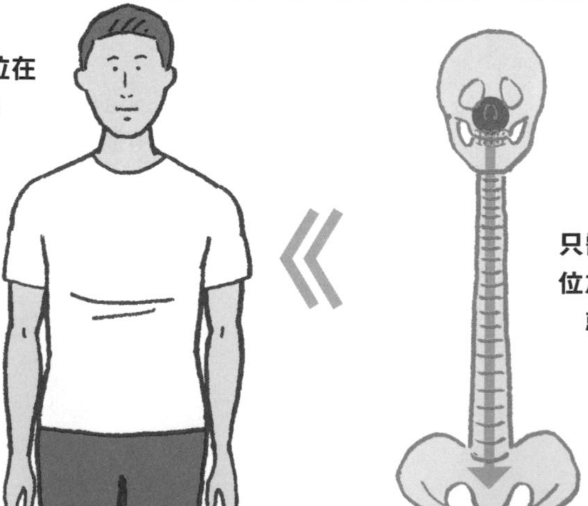

只需留意頭部位於坐骨上方就行了！

重點二 膝蓋骨不算膝蓋的一部分！

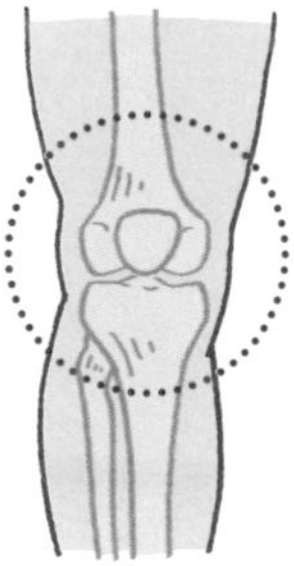

事實上支撐身體的部位並非膝蓋骨，而是位於下方的膝關節！一般人通常不會發現膝關節比想像中的還要大！

＝

白費力氣

但是……

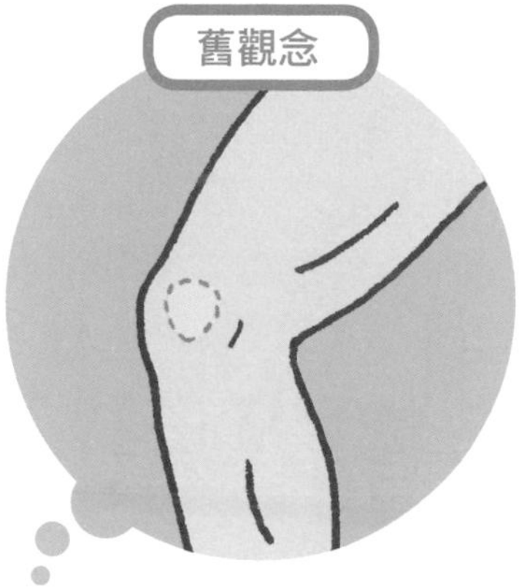

一想到膝蓋，總會直覺反應將膝蓋骨聯想成膝蓋！

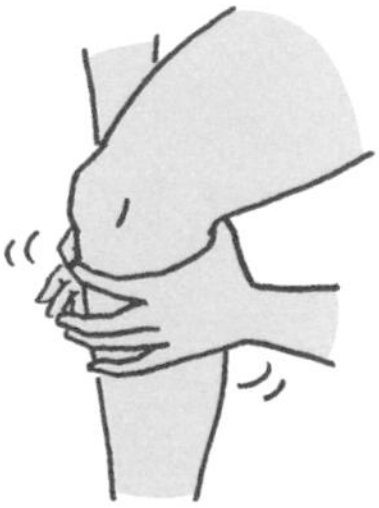

請用雙手握住膝蓋骨的下方感覺一下……

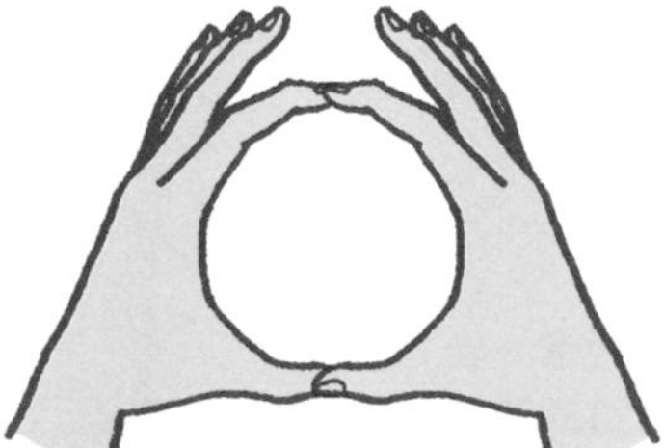

雙手圈起來的圓形，差不多等於膝蓋的大小！

膝蓋不能打直，應保持柔軟度！

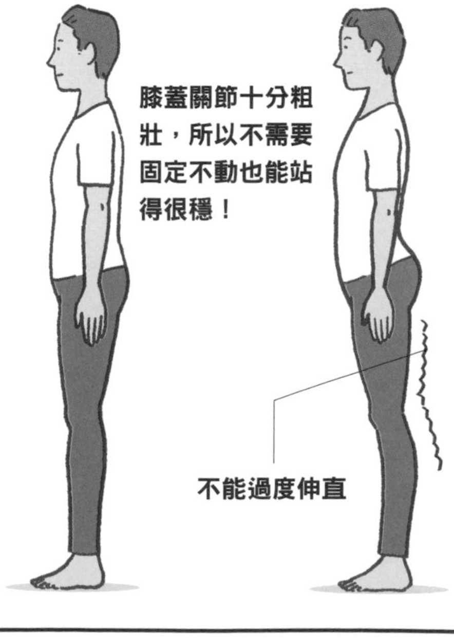

膝蓋關節十分粗壯，所以不需要固定不動也能站得很穩！
不能過度伸直

重點三　不需要立正站好！

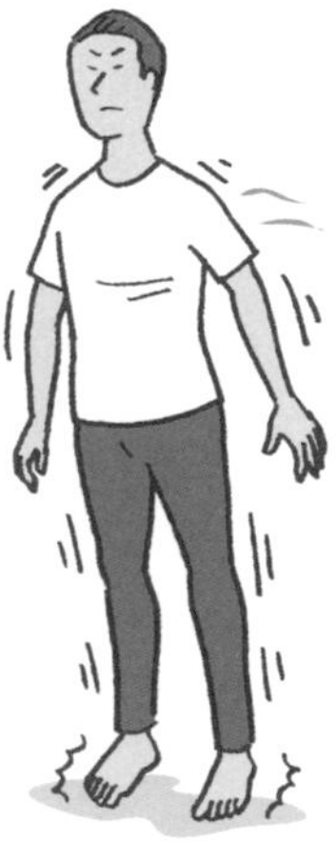

全身僵硬
反而站不穩！
＝
白費力氣

於是乎……

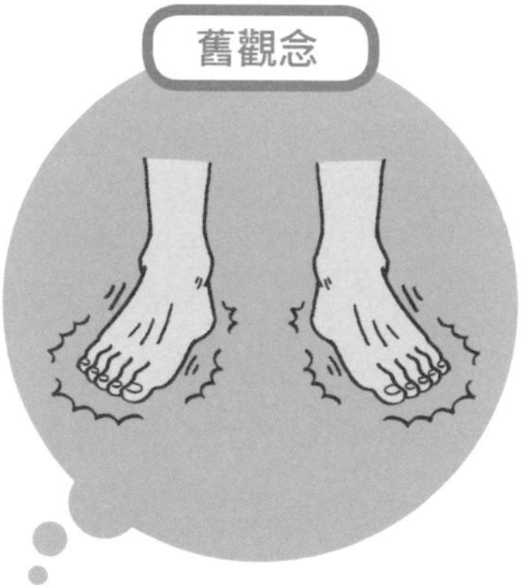

想要好好站穩結果變成
習慣性地用力踏地！

怎麼做才對？

重心落在腳心上方放輕鬆站好！

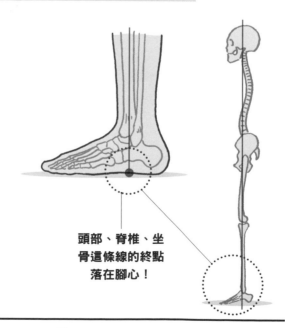

體重原本就會往下壓，
所以不需要用力踏地！

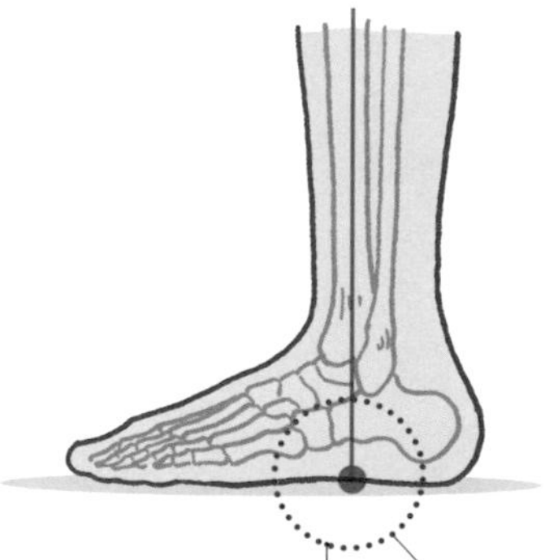

頭部、脊椎、坐
骨這條線的終點
落在腳心！

重點四　隨時用鼻子呼吸！

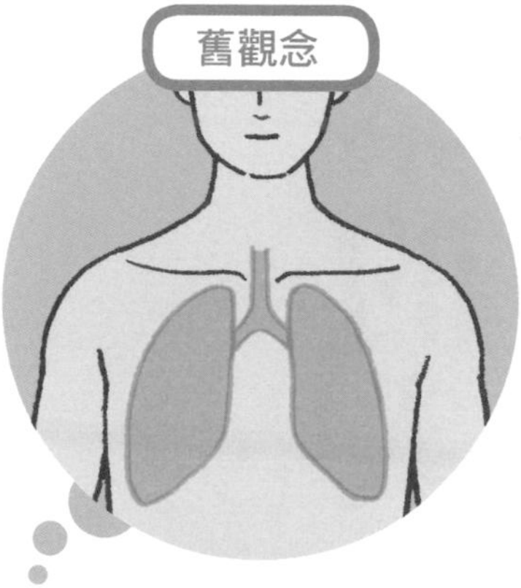

總是以為肺部只位於胸腔前側！

＝

白費力氣

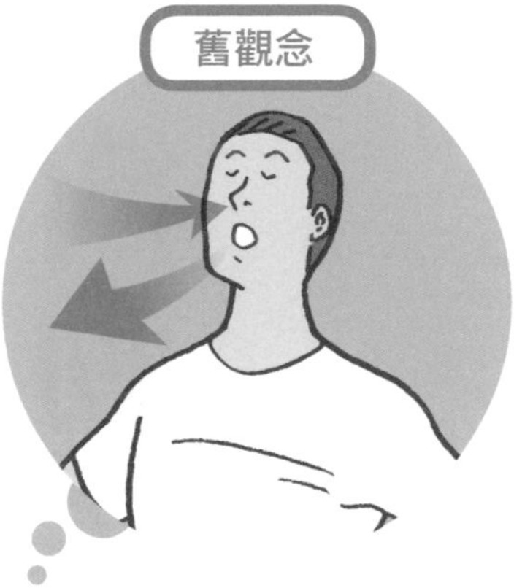

總是以為深呼吸是用鼻子吸氣再用嘴巴吐氣！

＝

白費力氣

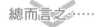

總而言之……

用鼻子呼吸才能讓空氣充滿整個背部！

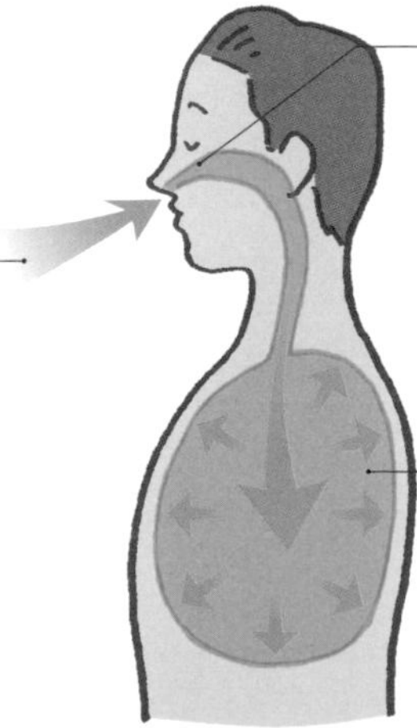

從鼻子吸氣
再從鼻子吐氣。

嘴巴不是用來呼吸的器官，所以基本上還是得靠鼻子呼吸！用鼻子呼吸也有助於放鬆身體！

肺部相當於肋骨這麼大，所以空氣也會循環至後背側！充分運用肺部的幫浦功能，做任何姿勢才會感覺很輕鬆！

易累的人 凡事都比較衝動？

才走一小段路就氣喘噓噓，起身時必須一鼓作氣，對於日常一舉一動總是覺得很吃力，「懷疑自己比別人容易累」的人，並不在少數。

像這些容易累的人都有一個特徵，就是他們經常「做什麼事都很衝動」。**比方說想將物品從層架上拿下來時，或是遍尋不著電視搖控器時，總是不達目地誓不罷休，就是屬於做事衝動的人**。通常身心是一體的，但在當下那一瞬間，卻只有意念率先抵達目標，身體還是處於落後的狀態，於是**落後一步的身體將不自覺地自行活動起來**。

這些在無意識下出現的動作，身體會依據五至六歲前建立的行為記憶（感覺）動起來。這些行為記憶大多有缺陷（錯誤行為），回頭察覺時，也尚未培養出身體的感覺，所以容易白費力氣，才會使人感到格外吃力。

想要擺脫這些現象，必須藉由①**察覺**、②**讓自己完全習慣**、③**找回身體的感覺這三個步驟**，使注意力重新回到身體上，修正身體直覺反應出來的行為。

衝動的行為為什麼「很吃力」？

目標出現在眼前

• 遍尋不著的搖控器
• 層架上的物品

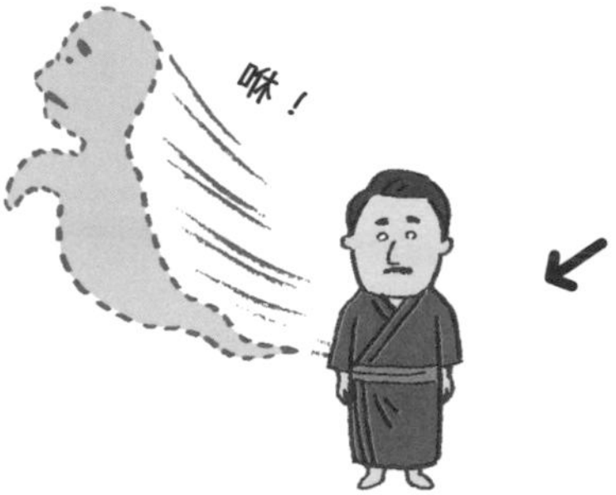

諸如此類，日常生活中常見的目標，只有意念抵達，但身體還是落後的狀態。

衝動的反應。

平時

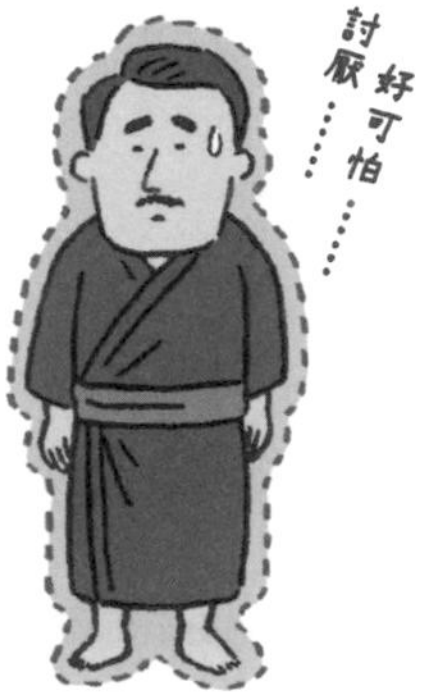

身體和意念是一致的。

處於落後狀態的身體會自己動起來

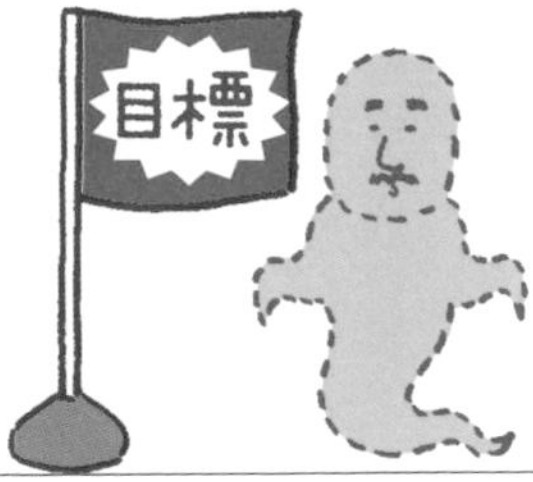

處於落後狀態的身體，會依據五至六歲時建立的行為記憶自行動起來。

← 尾隨在後

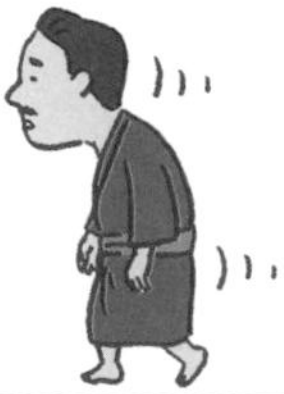

• 無意識地做動作
• 缺少身體的感覺
• 有缺陷的動作

＝

「吃力」

如何修正吃力的動作？

①察覺
②讓自己完全習慣
③找回身體的感覺

→ 使注意力重新回到身體上，修正身體直覺反應出來的行為。

「習慣的動作」不等於「輕鬆的動作」嗎？

在無意識中自然反應出來的動作，不刻意為之身體也會動起來，所以也可說是習慣性的動作。

人愈是想放輕鬆的時候，愈會做出這種習慣性動作，但是承前所述，**不自覺的習慣動作，不一定是輕鬆的**。

習慣性動作，據說在五至六歲之前就會養成。一至二歲時還不具備肌力，因此本來就能自然做出輕鬆的動作，而且這些動作都很重視骨頭的平衡，日後才開始一邊模仿大人，一邊將行為記憶輸入身體。而且這些行為記憶直到長大成人後，幾乎都不會重新修正。老實說，**就像是小孩在操控大人的身體一樣**，由於控制能力不佳，所以或多或少都會感到吃力，即便如此，還是會自然反應做出這些動作。

此外，這些行為記憶**並無法精細地微調**。

舉例來說，當有人提醒自己駝背時，有些人為了修正駝背動作於是會「立正站好」，將背部極度後彎。其實在駝背與立正之間，應該還存在精細微調的空間，可惜身體並沒有這方面的行為記憶。

想要學習怎麼動才不會累的人，切記對這些**習慣性動作不能深信不疑**。

無意識＝習慣性動作的操控者竟是六歲兒童？

習慣性做出來的動作，在五至六歲之前就會養成。這些動作直到長大成人後，仍然不會重新修正。

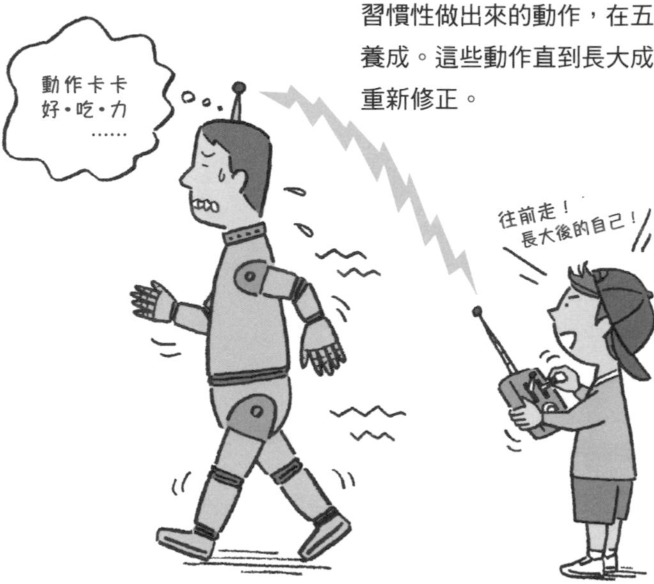

習慣性動作無法精細微調？

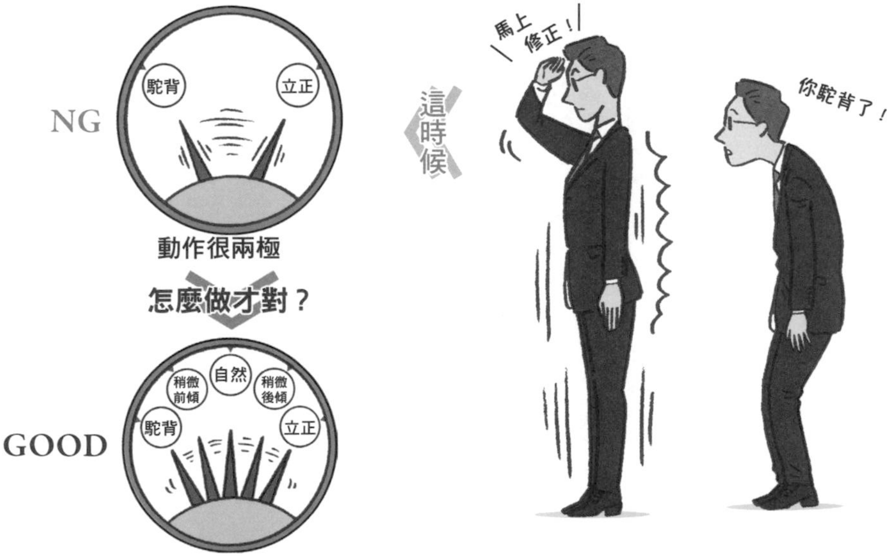

想要找出輕鬆的動作，必須得精細微調才行。

有些人想要修正姿勢，結果卻經常做得太極端。

不要強調自己「正在做動作」！

不想再讓自己白費力氣，想學會哪些姿勢及動作才不容易疲勞時，有些人會出現**強調自己「正在做動作」**的傾向。尤其平時會做肌肉訓練，或是習慣做瑜伽或伸展操、「健康意識相當高」的人，總會希望付出與成果呈正比。

當你強調自己「正在做動作」的當下，**肌肉在那一瞬間就會出力，結果將變成又再白費力氣**。

承前所述，想要找出輕鬆的動作，最重要的是能精細微調。

正確來說，在極端的位置並不會出現輕鬆的動作。比方說，頭部位於坐骨上方的位置也是一樣，自己必須找出微調的關鍵，不能太前面或太後面，可能是稍微前面一點，也可能得稍微後面一些。所以過於要求自己要找出明確答案，或是結果得一目了然的話，箇中的微妙差異其實很難說出個所以然。

感覺「舒適、自在」即可，因為只要出現刻意為之的念頭，身體就一定會出力。基本上做任何動作都不能依賴肌肉的力量，所以請大家要提醒自己，內心也得放輕鬆才行。

覺得「正在做動作」很有成就感，其實根本是在白費力氣！

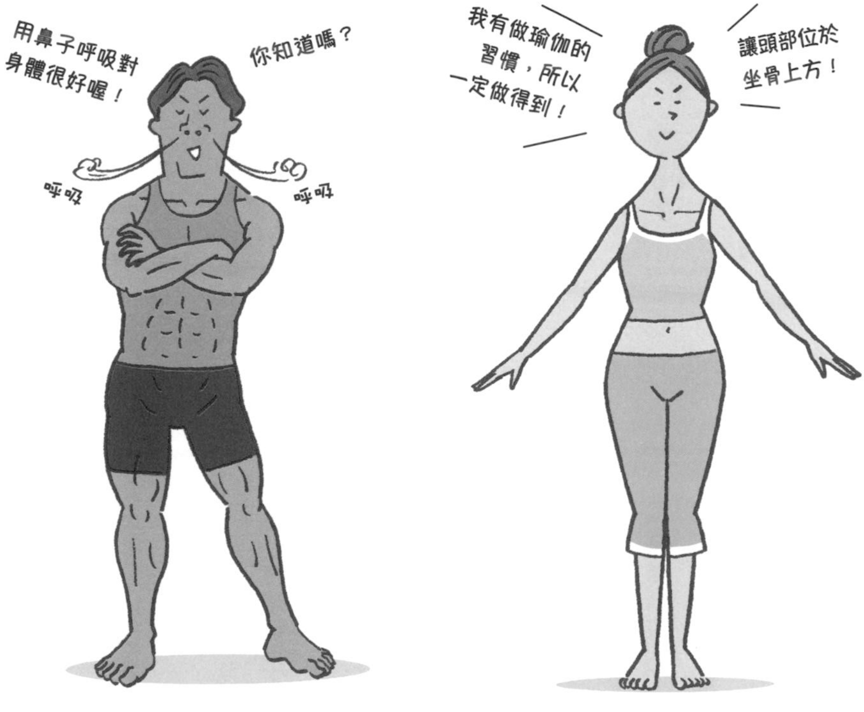

NG

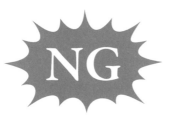

當你自信滿滿，覺得自己做得到的時候，其實又再白費力氣了！

舒適、自在地做動作就好！

將注意力放在身體應該移動的「方向」

身體做動作很吃力時，通常也會不自覺地，在活動的「方向」這部分出現了白費力氣的情形。

在方向這部分白費力氣，就是指**出力的方向與原本動作進行的方向不一樣，以致於無法有效率地做動作**。

舉例來說，我們在走路時身體會向前移動，所以身體力量的向量朝前才是合理的狀態。但是，這時候**常見到有些人腳步聲很響亮，但是雙腳力量其實是朝向下方**。走路時理應雙腳往前健步如飛，沒必要用力往下踩踏。所以此時方向不一致的額外使力，就是「往錯誤方向在白費力氣」。

再者，想要拿取擺在上方的物品時，動作的方向理應朝上。可是有些人在這時候卻會用力將肩膀抬高。肩膀往上抬高之後，照理說手臂會往上伸長，沒想到事實正好相反，當肩膀抬得愈高，手臂反而會往下降。因為原本應該輕鬆往上伸展的手臂，由於肩膀用力，導致動作受限了。

就像這樣，將注意力放在身體想要移動的「方向」，也是讓動作變輕鬆相當重要的一環。

動作的「方向」在無意識下出現落差

腳步聲很響亮的人

力量朝下
＝
白費力氣

但是……

走路時

動作的「方向」
是往前

用力的人

肩膀使勁抬高的
話，手臂會往下
＝
白費力氣

但是……

拿取上方物品時

動作的方向
是朝上

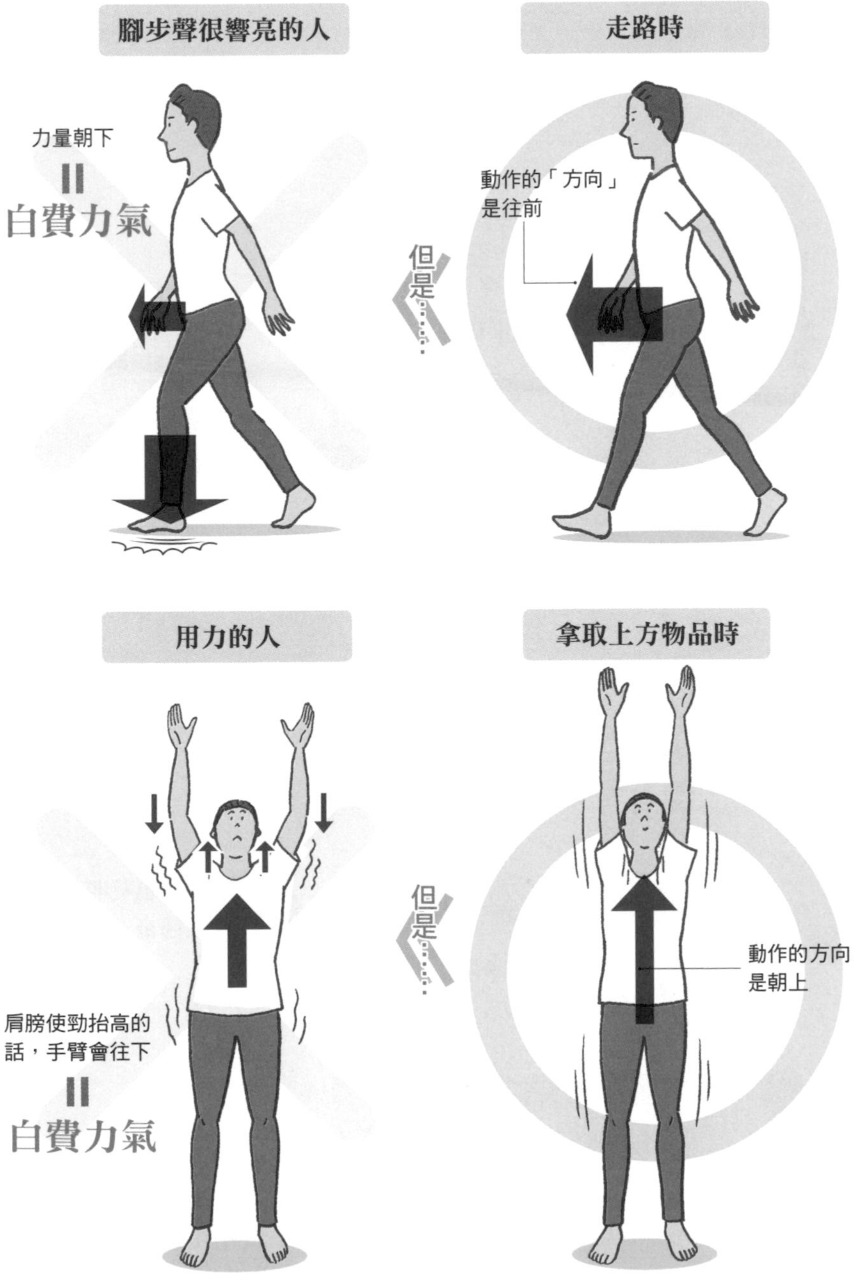

起床

馬上為大家解說，「起床」、「起身」、「坐下」、「走路」這四個基本動作怎麼做才能更輕鬆的注意事項！

場景 早上起床時、在客廳小睡時

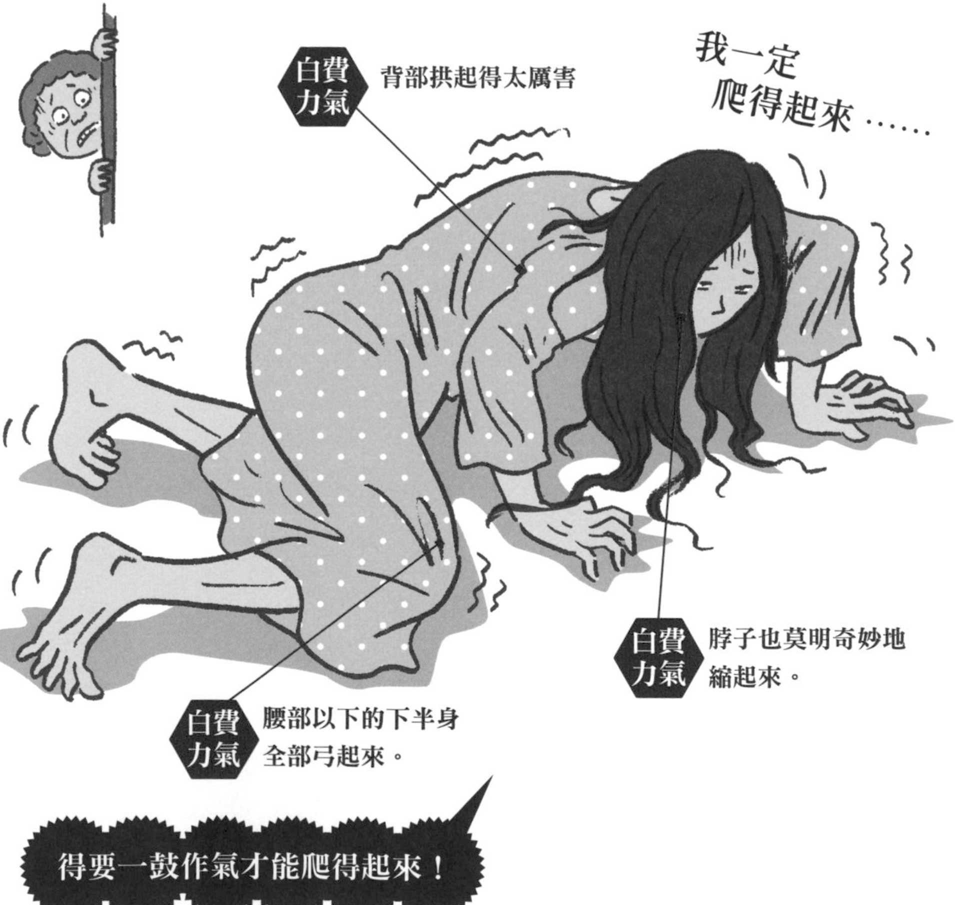
白費力氣
背部拱起得太厲害
我一定
爬得起來……
白費力氣
脖子也莫明奇妙地
縮起來。
白費力氣
腰部以下的下半身
全部弓起來。
得要一鼓作氣才能爬得起來！

早上起床時，不知道為什麼總是會全身縮成一團。全身縮起來的話，就會壓迫到關節而無法動彈。想在無法動彈的狀態下起床，就得使用到額外的力量，必須一鼓作氣才能爬得起來。

這樣做才輕鬆！

起床前讓頭部至坐骨呈一直線！

1 使頭部、脊椎至坐骨變成一直線

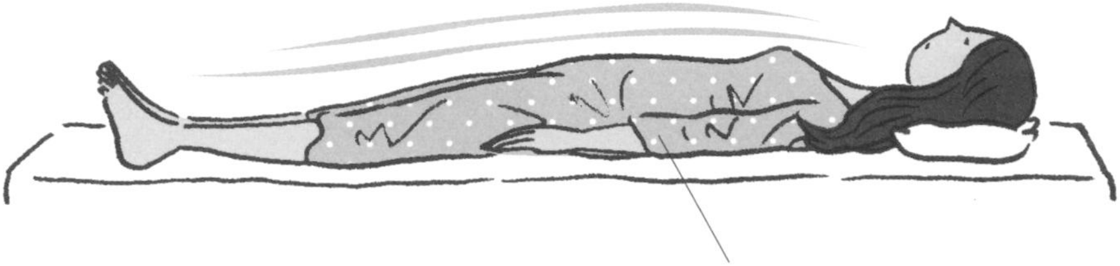
好舒服……
身體一直縮成一團
的話，容易使力！

2 利用手臂將身體抬高

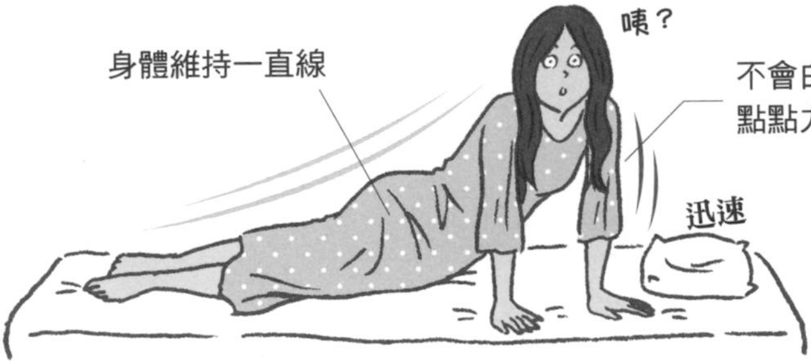
咦？
身體維持一直線
不會白費力氣，只用一
點點力量就能起身了！
迅速

重點提醒！

起床時希望大家要留意一點，就是頭部至坐骨的距離不能縮短，這樣才能避免關節受到壓迫，維持容易使力活動的狀態。接下來再利用手臂將身體抬高，如果是睡在床上的人，建議在雙腳下床後同時起身，如此一來就能利用反作用力，使動作更輕鬆。

睡在床上時

利用雙腳
下床的力量！
哇！

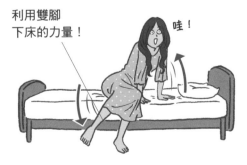

起身

場景 坐在家裡、公司或捷運內的椅子上

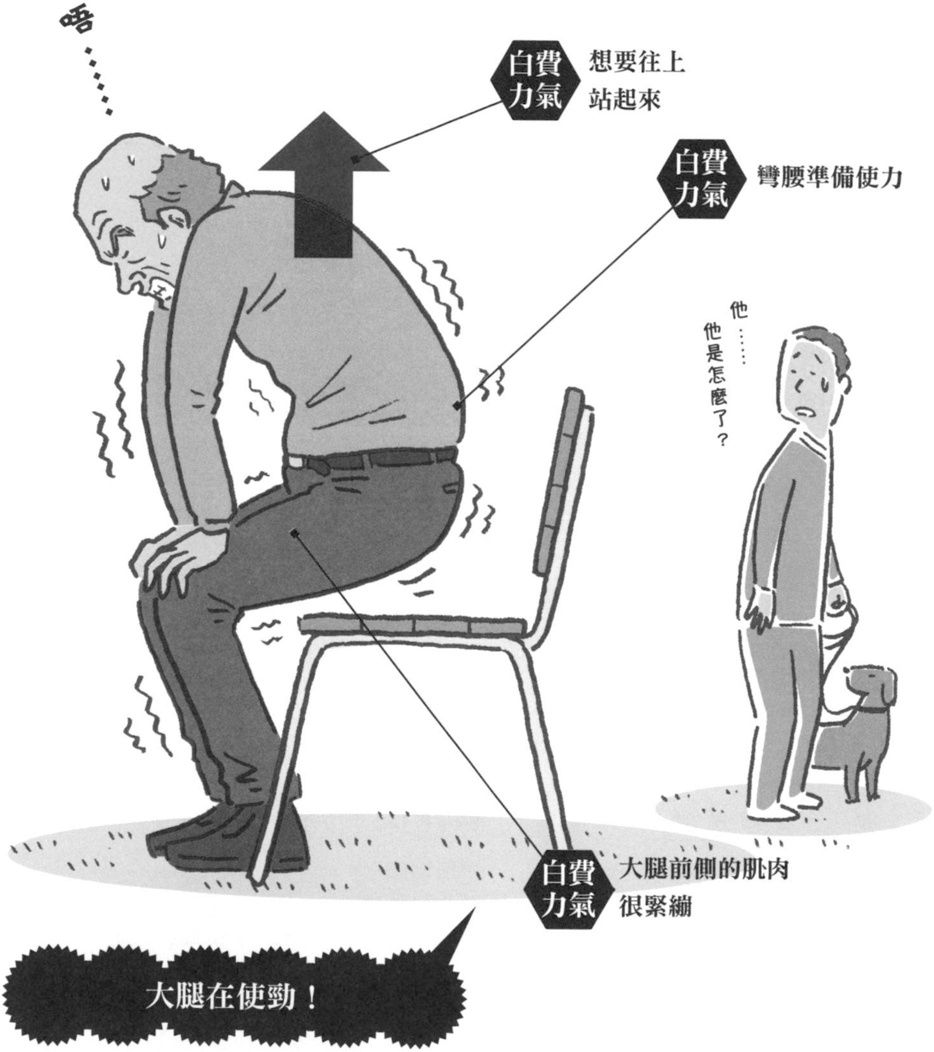
唔……
白費力氣 想要往上站起來
白費力氣 彎腰準備使力
他……他是怎麼了？
白費力氣 大腿前側的肌肉很緊繃
大腿在使勁！

許多人一直以為，「站起來得往上」才行。站姿的重心其實位在腳掌正上方，但在重心移至腳掌正上方之前，身體會左搖右晃，所以必須靠大腿肌肉支撐。在這瞬間大腿會使勁，非常吃力。

這樣做才輕鬆！

將梨狀肌彎曲使身體前傾！

關鍵重點

使身體彎曲的部位 臀部的「梨狀肌」究竟是哪個部位？

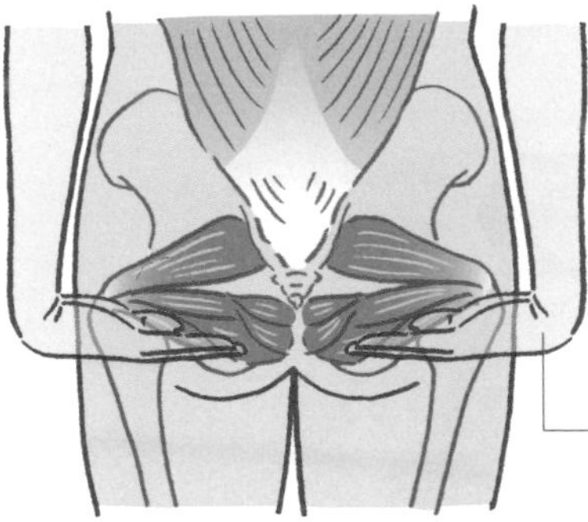

觀察臀部肌肉就會知道，在雙腳骨頭起始部位（大轉子），會有一個部位像「大嘴巴」的形狀，這裡就是「梨狀肌」，這樣的形狀十分適合用來彎曲身體。

位在手臂伸直後，手指彎曲處的那條線上！

1 了解站立時身體位於腳掌的延長線上

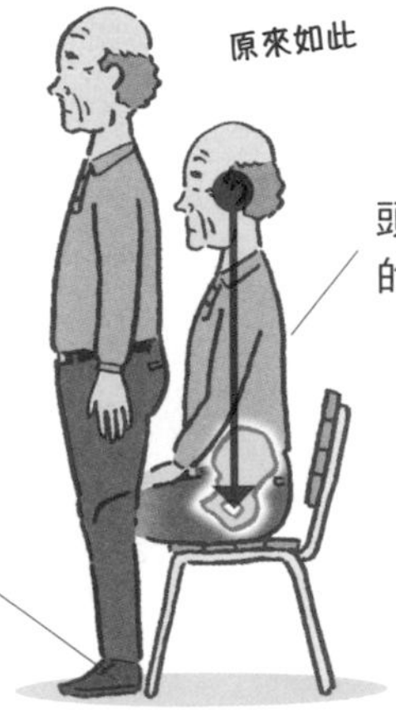

原來如此
頭部落在坐骨上方的基本姿勢！
站立時重心會落在腳掌上，因此應盡速將重心移至這個位置。

重點提醒！

切記要提醒自己往前方站起來，而不是往上站起來。站姿的重心位在腳掌正上方（延長線上），所以要先將最重的身體軀幹移至腳掌正上方。只要將梨狀肌彎曲，再使身體前傾，就能不費吹灰之力站起來了。相信大家會難以置信，起身居然如此輕鬆。

2 往前站起來！

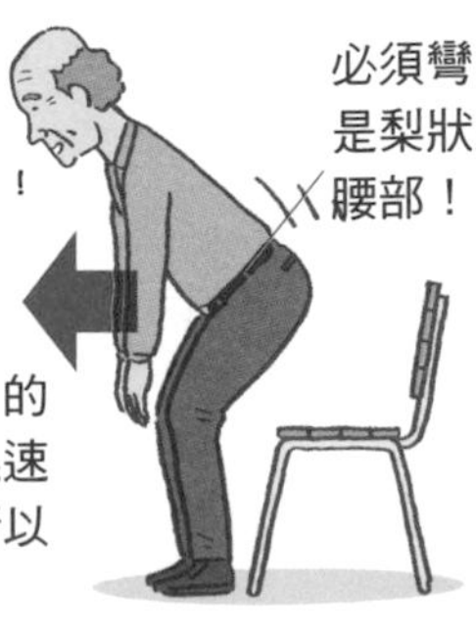

實在是太輕鬆了！
必須彎曲的部位是梨狀肌，並非腰部！
往前站起來的話，重心會迅速移至腳掌，所以能輕鬆起身！

坐下

場景 坐在家裡、公司或捷運內的椅子上

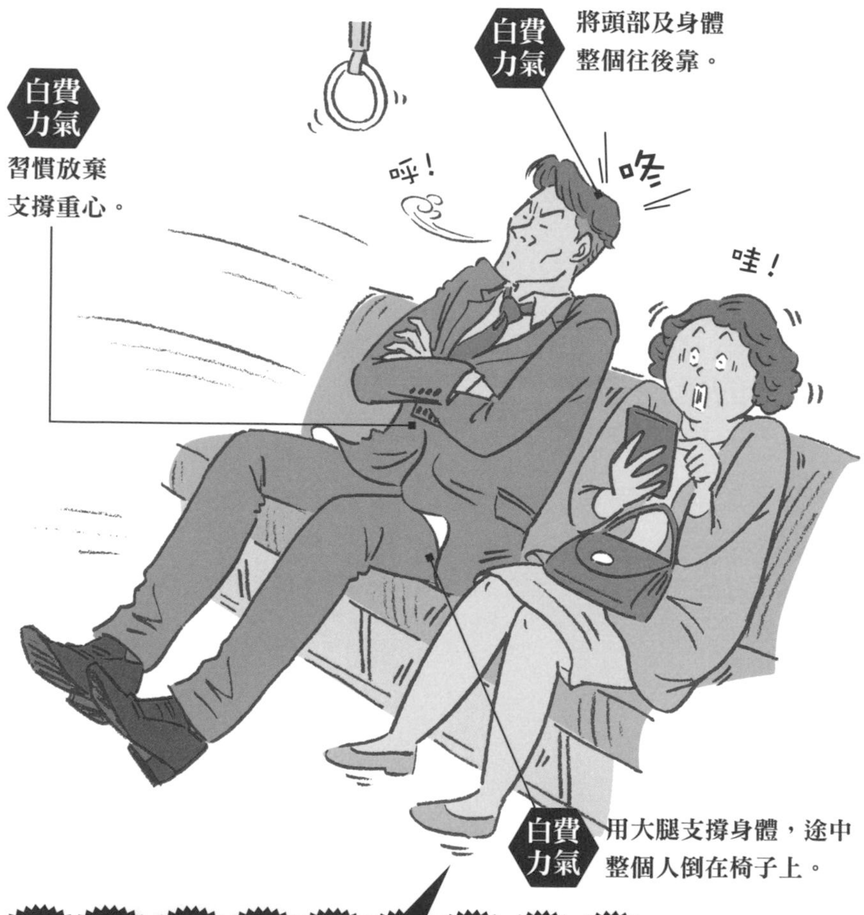
白費力氣
將頭部及身體整個往後靠。
白費力氣
習慣放棄支撐重心。
呼！
咚
哇！
白費力氣
用大腿支撐身體，途中整個人倒在椅子上。

在捷運內整個人倒在椅子上，對旁人造成不便

與「起身」時相反，坐下時重心沒有位於腳掌延長線上，而是向後傾倒，以致於大腿無法完全支撐重心，身體整個倒在座位上。用這種坐姿搭捷運不僅吃力，還會對旁人造成不便，是大家公認最不理想的坐姿。

這樣做才輕鬆！

將梨狀肌彎曲使臀部往後頂出去！

1 使臀部往後頂出去

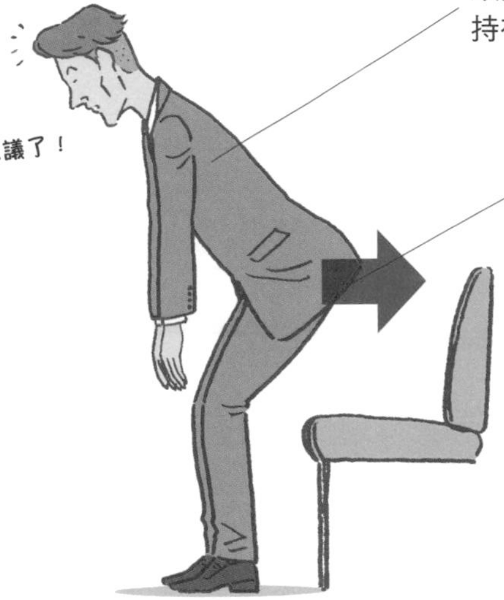

頭部、脊椎、坐骨維
持在一直線上。
太不可思議了！
與「起身」的動作相反！
將梨狀肌彎曲後（P51），
再將臀部頂出去！

捷運客滿時如要起身或坐下

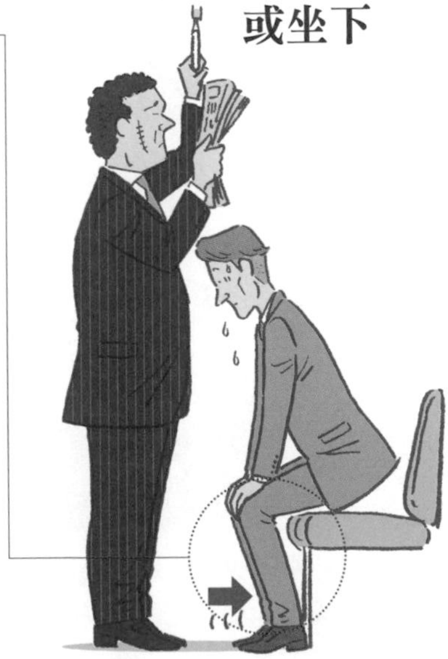

重點提醒！

將起身的動作反過來做即可！只要將梨狀肌彎曲後，再將臀部往後頂出去，就能輕鬆坐下。假使捷運客滿，前方沒有空間時，可將雙腳往臀部的方向靠過去，這樣就能改變身體前彎的角度，避免起身或坐下時撞到別人。

走路

場景 上班時一整天下來

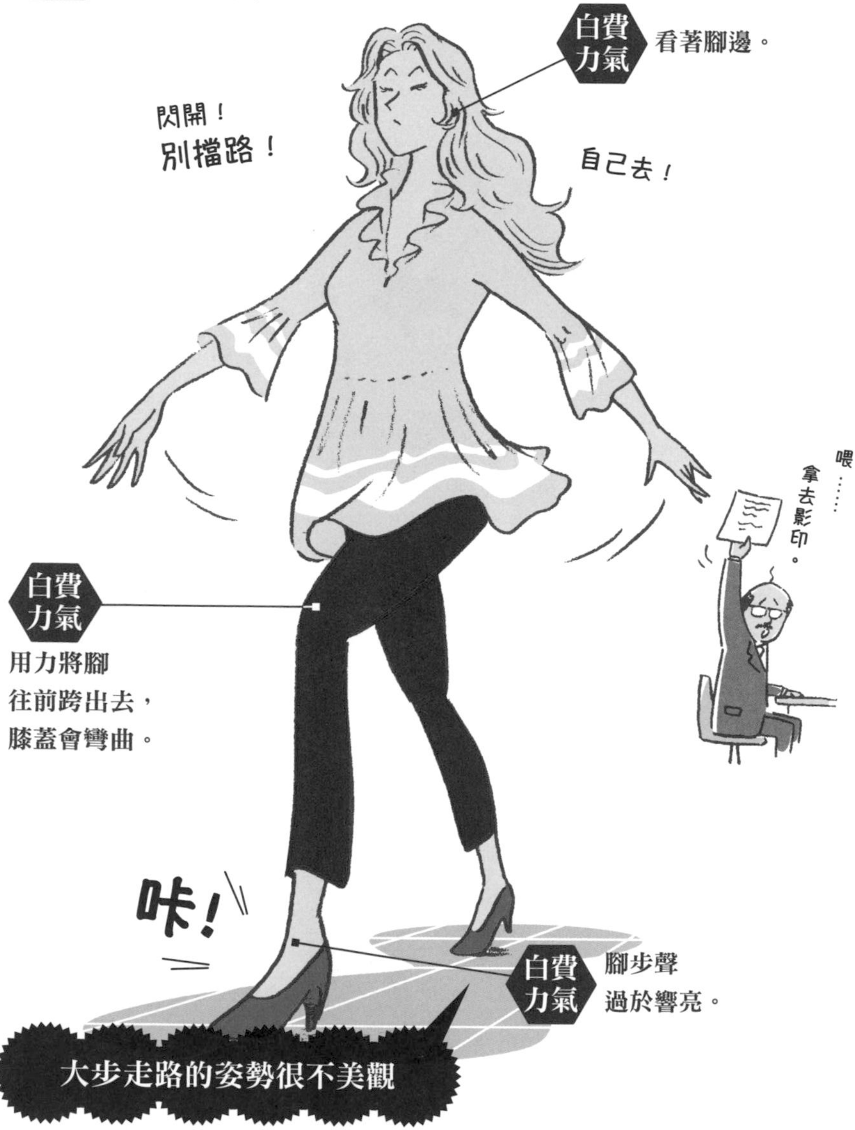
白費力氣
看著腳邊。
閃開！
別擋路！
自己去！
喂……
拿去影印。
白費力氣
用力將腳
往前跨出去，
膝蓋會彎曲。
咔！
白費力氣
腳步聲
過於響亮。

大步走路的姿勢很不美觀

尤其是穿著高跟鞋的女性，將腳跨出去後並無法用腳跟著地，於是膝蓋會彎曲。由於雙腳會用力叉開，因此走路容易累，而且姿勢又難看。男性則是雙腳左右距離太寬，頭部會左搖右晃，有時還會出現腰痛的情形。

這樣做才輕鬆！

感覺像是將頭部往前移動，讓腳跨出去！

1 讓頭部輕鬆地落在坐骨上方

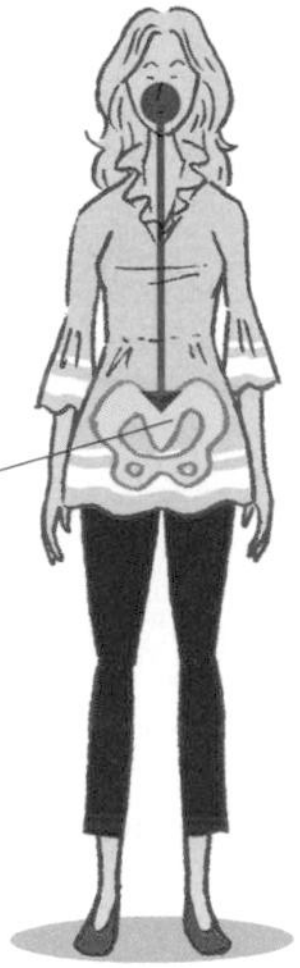
想像頭部落在坐骨上方，找出能保持平衡的位置！
喂……幫我影印。

2 前進時感覺像是將頭部往前移動一樣

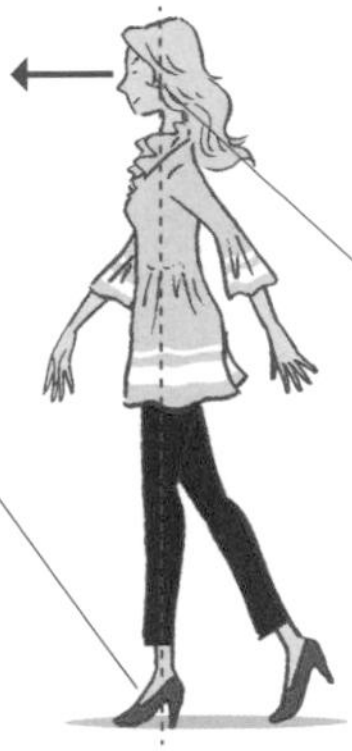
視線看向正前方。
腳尖朝向前方，雙腳在身體正下方著地。
視線範圍

重點提醒！

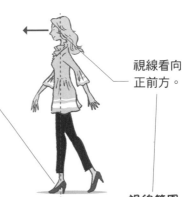

先維持頭部輕鬆落在坐骨上方的姿勢，接著使視線看向正前方，感覺像是將頭部往前移動一樣。雙腳的部分，不能刻意往前踏出去，而是輕鬆地將頭部往前移動，再順勢將腳跨出去，用這種感覺讓腳在身體正下方著地。雖然步幅會變小，但是走路姿勢會很好看。

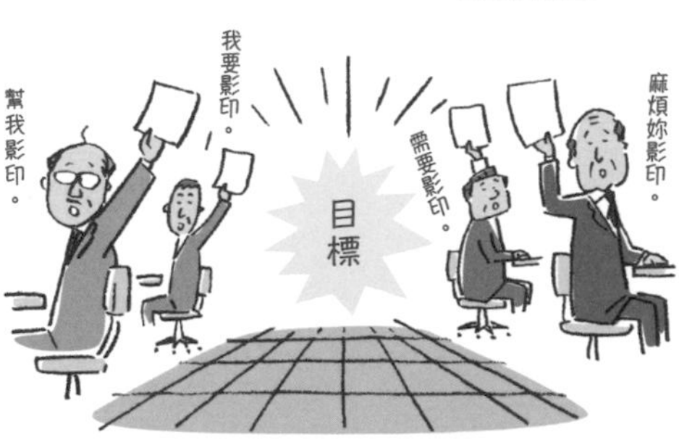

看著前進的方向，走路時感覺像是將頭部朝著目標移動一樣！

如何「停止習慣性動作」
何謂亞歷山大技巧？

本書理論全部參考自「亞歷山大技巧」的身體使用方式，這是由澳洲演員弗雷德里克．馬蒂亞斯．亞歷山大，在一百年前所提出的技巧。當時他在舞台上身體出狀況，導致聲音發不出來，就在他觀察自身發聲的瞬間，察覺自己頸部後方肌肉緊繃時常會壓迫到聲帶，努力改掉這個壞習慣後，聲音就能發得出來了，於是才開始關注肌肉緊繃的問題。

習慣是很難改掉的，並不是單純讓頸部後方不要用力就好，他更要求自己必須將所有「講台詞」時會出現的動作一一分解。後來他發現到，甚至必須分解「吐氣」的動作，否則還是會出現壞習慣，他再更進一步分解細微動作，設法排除身體用力的情形，最後才終於發現了「改掉壞習慣的方法」。想要改掉壞習慣，並不是不要出力就好，而是要找到方法消除會出現壞習慣的力量。

「亞歷山大技巧」就是讓身體不再白費力氣，使身體能輕鬆發揮原始力量的方法。當初主要是在舞台相關人員以及音樂界流傳開來，後來這套理論也能用來解決許多人身體上的不適，因而備受好評。

目前在歐美除了保羅．麥卡尼及基努．李維等知名人士都在學習之外，美國的茱莉亞學院、皇家戲劇藝術學院等知名音樂學校及戲劇學院，也紛紛將亞歷山大技巧納入課程當中，十分熱門，但在東方的知名度仍有待提升。目前日本全國的亞歷山大技巧專業教練，也正在努力推廣當中。

第2章

讓吃力的居家動作變「輕鬆」

居家遇到各種狀況時，如何讓日常生活的「吃力動作」變輕鬆

日常生活中，經常覺得「吃力」卻又「無可奈何」，只能緊咬牙根撐過去的情形，並不在少數。

但是這樣隱忍下來，吃力的狀態不斷積累之後，反而會對身體造成龐大負擔。

而且這些**在日常生活中微不足道的負擔，絕大多數都是起因於舊觀念或是自然反應出來的動作**。

之前曾為大家解說過，不會疲勞的姿勢以及基本動作都是一樣，只要能在日常的一舉一動中，**避免潛意識下白費力氣、過去一直以為「吃力是理所當然」的動作，相信就能感到輕鬆許多**。

本章將挑選幾種居家常見的「吃力動作」，為大家解說如何修正才會更輕鬆。

諸如打掃或是下廚等家事，以及站著穿襪子，乃至於抬高重物等平時習以為常的動作，將為大家針對過去總在無意識間做出來的動作詳細解析。同時會為大家說明這些動作怎麼做才不會白費力氣，點出具體的注意事項，讓大家在做這些動作時能夠變得更輕鬆。

首先從第六十頁開始，將為大家逐一說明所有動作通用的四個基本原則。

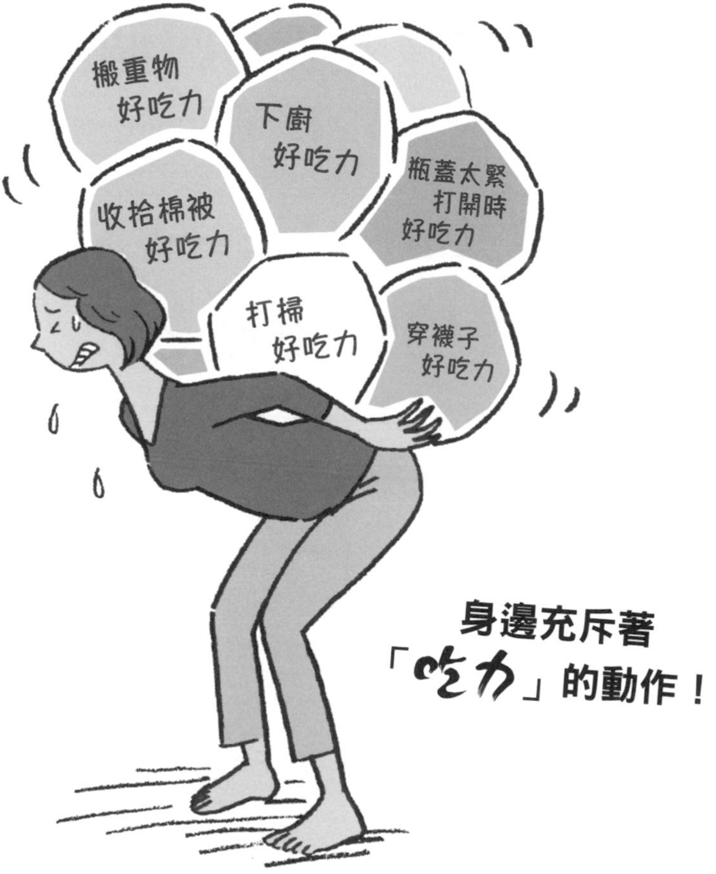

這些動作很吃力，大部分都是「舊觀念」與「自然反應的動作」所造成！

揮別過去「自以為正確的觀念」，學習怎麼動更輕鬆！

讓日常動作變輕鬆的四個基本原則

為大家具體介紹日常生活各種狀況之前，先請大家學會所有動作皆通用，非常重要的四個基本原則吧！

基本 1 坐骨位於髖骨之間

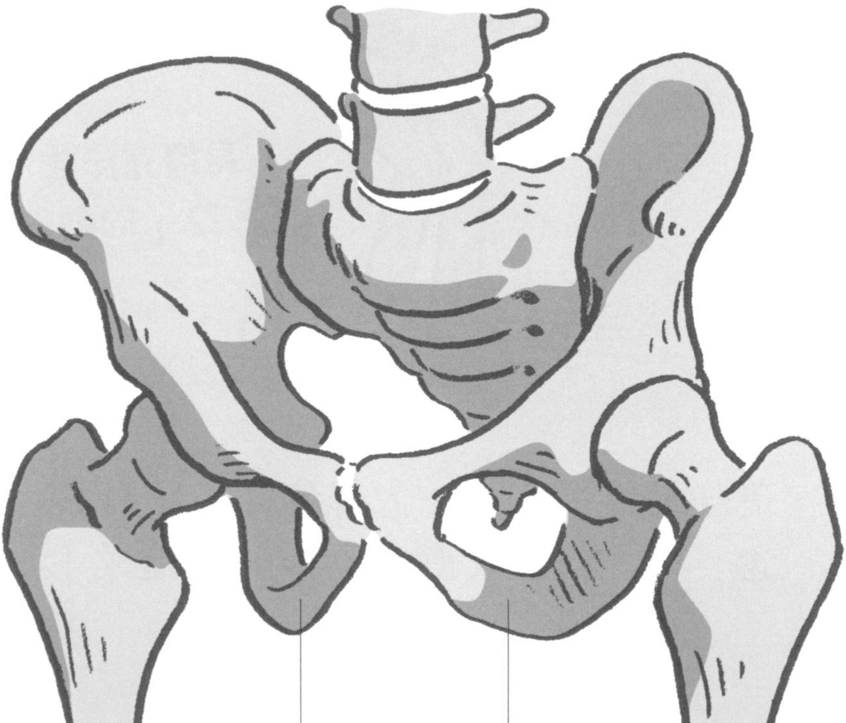

坐骨位於左右髖骨之間，而且是
位在前方並非靠近臀部！

坐骨算是上半身的地基，如上圖所示，位於髖骨之間。也就是說，一定要提醒自己地基的中心點須位於髖骨之間。

基本2 使脊椎位在腹部正中央

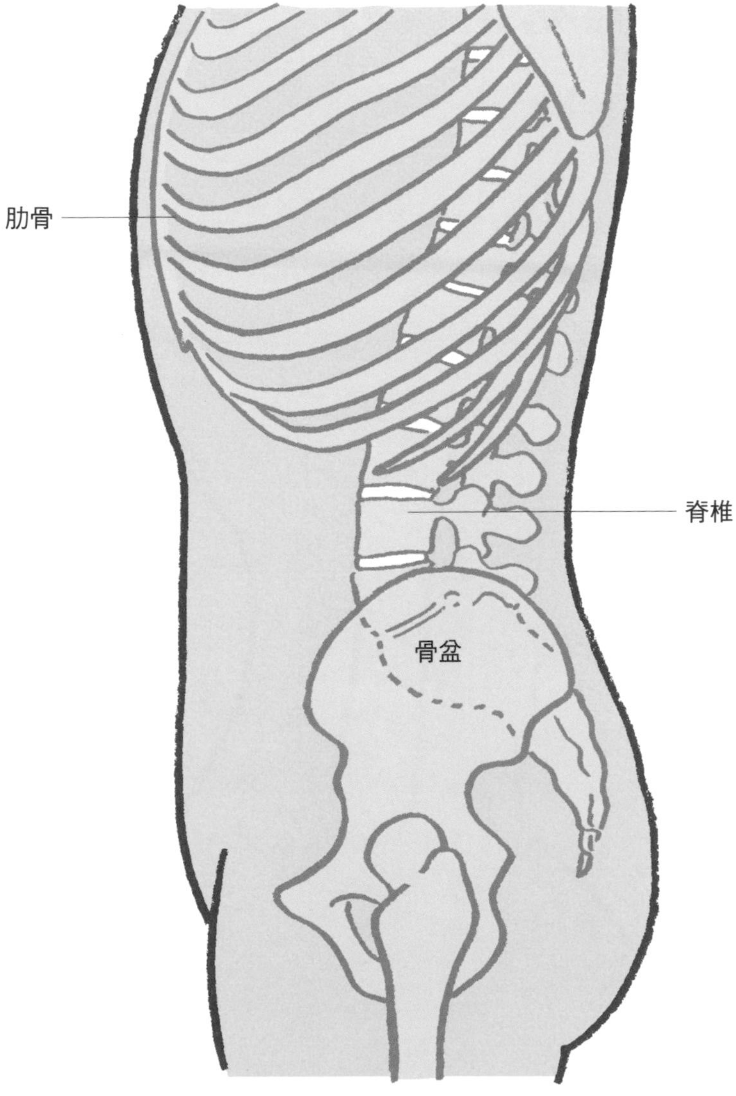

從側面觀察身體，會發現脊椎從腹部幾乎正中央的地方穿過去。也就是說，以坐骨為地基，再靠身體的中心部位支撐上半身，這樣的觀念才正確。

基本 3

使頸椎位在吞嚥處正後方

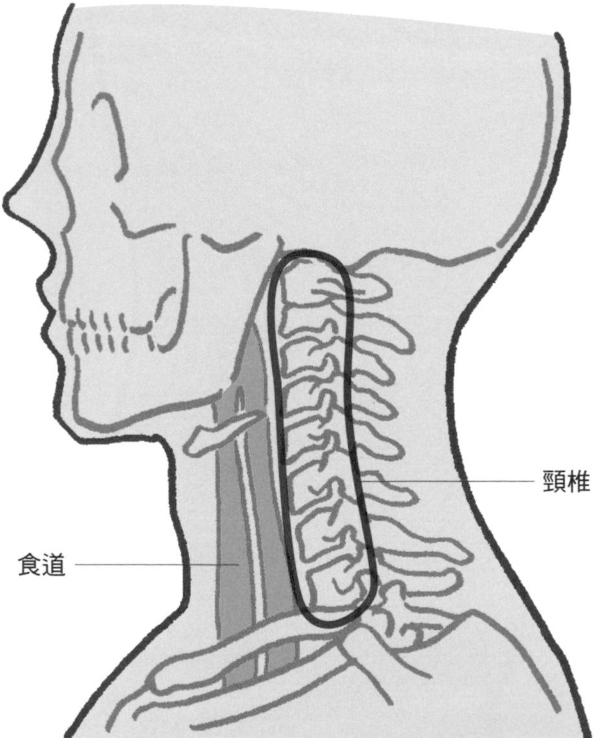

如上圖所示，頸椎位於食道的正後方。總而言之，須留意從頸部延伸出來的脊椎線條，就位在大口吞嚥處的後方。

基本4 使頭部輕鬆落在脊椎上方

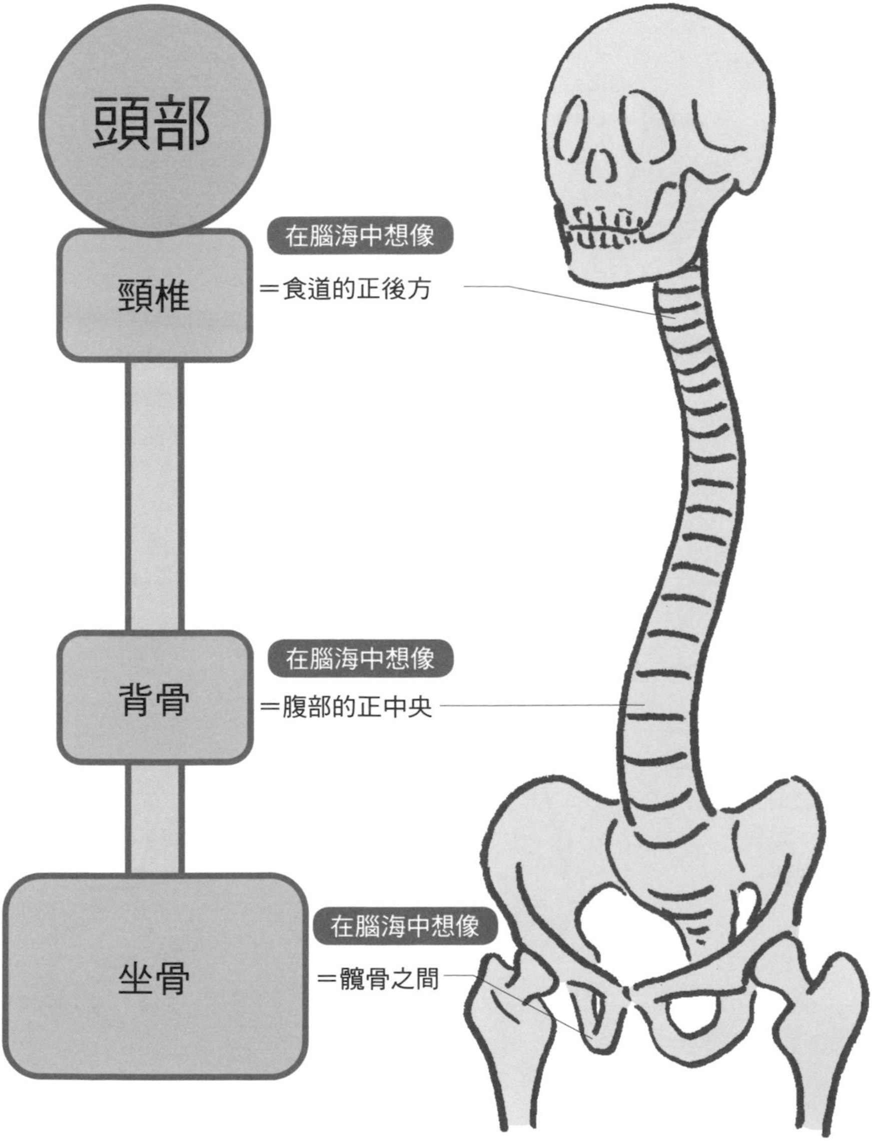

想像坐骨、脊椎、頸椎這三個基本架構好比堆積木一樣，使頭部「輕鬆地」落在最上方，巧妙維持平衡！

穿襪子

場景 早上出門上班前、整理儀容等等

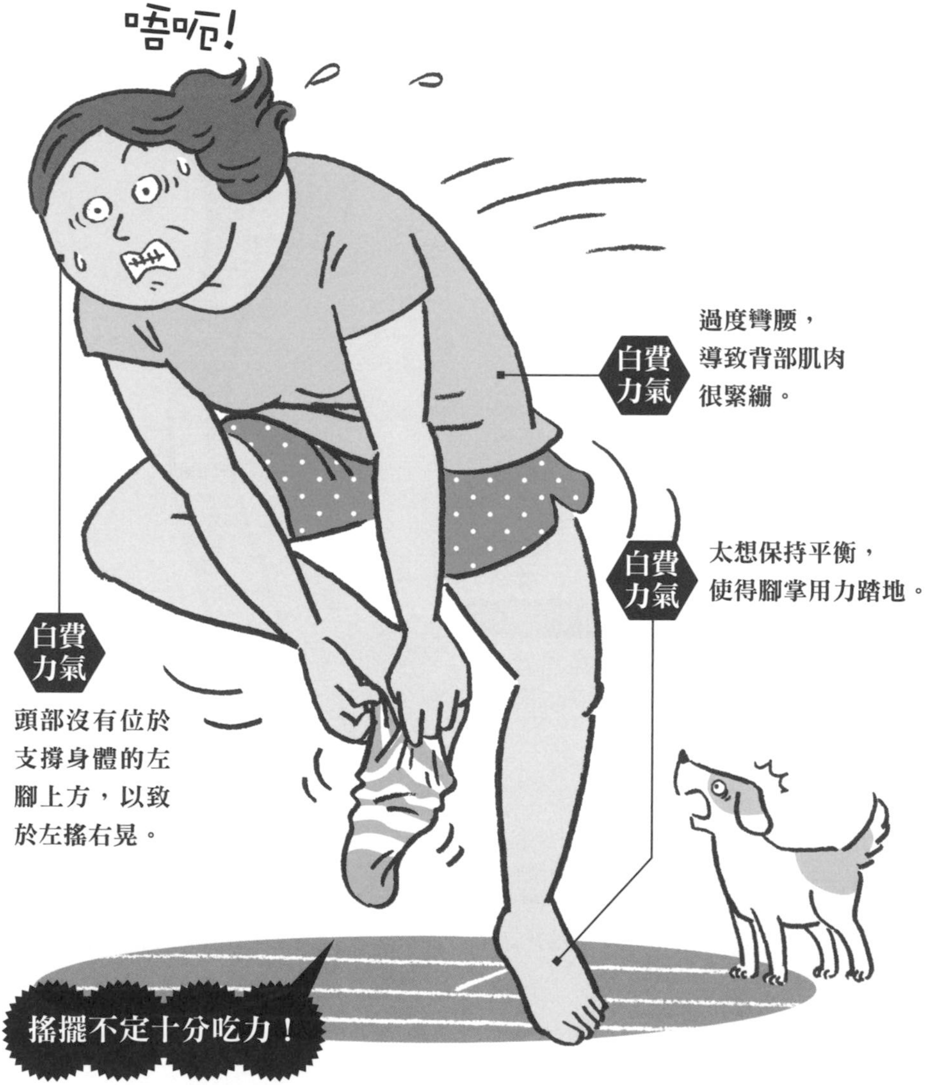
唔呃！
白費力氣
過度彎腰，
導致背部肌肉
很緊繃。
白費力氣
太想保持平衡，
使得腳掌用力踏地。
白費力氣
頭部沒有位於
支撐身體的左
腳上方，以致
於左搖右晃。
搖擺不定十分吃力！

當中心線無法位於支撐身體的那隻腳上方時，身體便無法保持平衡。如果頭部太靠近襪子那一側，或是腳掌用力踏地的話，自然單腳站立就會失去平衡，完全沒有考量到身體構造如何保持平衡。

這樣做才輕鬆！

不用力踏地！不往襪子貼近！

1 決定用哪隻腳支撐身體

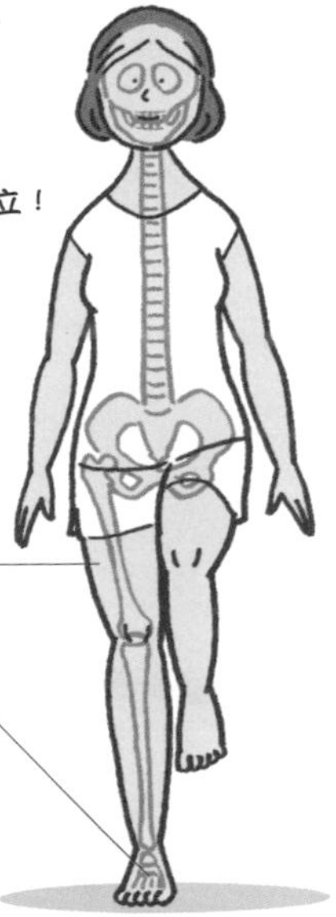
決定用
右腳站立！
先在腦海裡想像將頭部放在
支撐身體的右腳上方！
不要用腳掌使勁踏地！

2 想像不彎腰 保持柔軟度的狀態

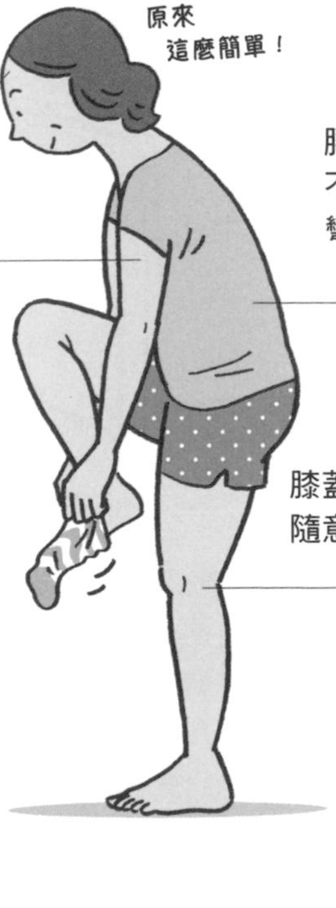
原來
這麼簡單！
頭部放輕鬆(P63)！
腰部
不需要過度
彎曲！
其實不必朝向襪子貼近，
手也能碰得到！
膝蓋不要用力，
隨意做動作即可！

重點提醒！

穿襪子的時候，總會習慣性地將頭部往襪子貼過去，但是這樣會導致身體搖晃。所以第一步須在腦海中想像頭部輕鬆地落在坐骨上方，接著決定以哪隻腳支撐身體之後，再將頭部移至那隻腳的上方。只要視狀況維持腰部的柔軟度，手就能碰得到襪子，所以保持平衡會變得更容易。

打開冰箱拿東西

場景 在家下廚中

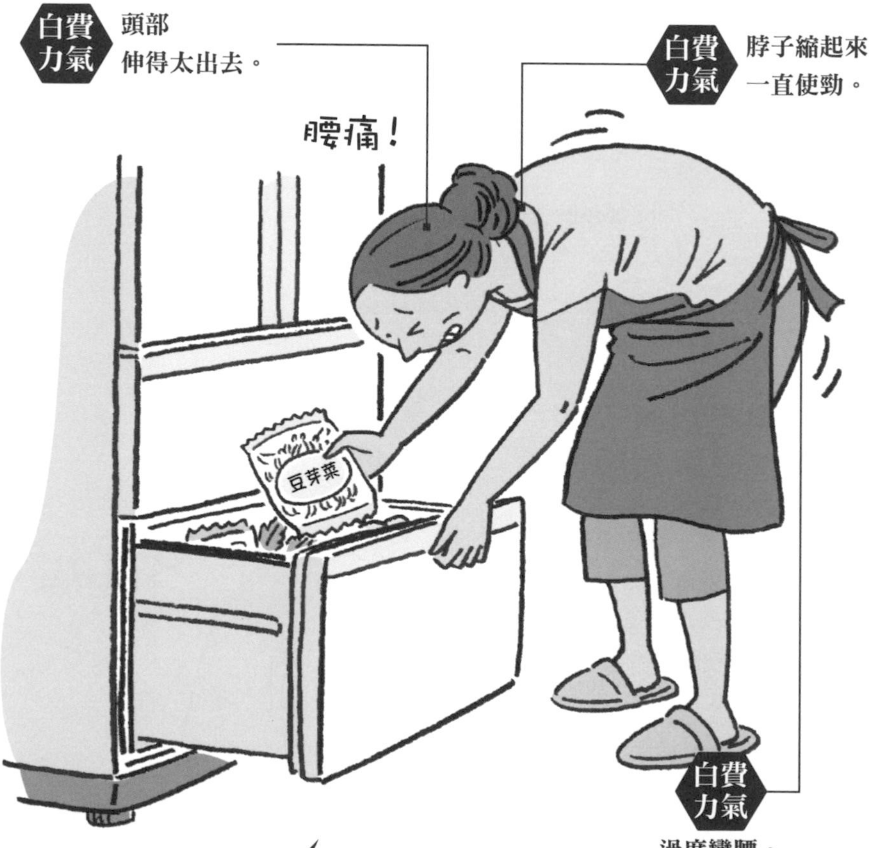
白費力氣
頭部
伸得太出去。
白費力氣
脖子縮起來
一直使勁。
腰痛！
豆芽菜
白費力氣
過度彎腰。

彎腰或是蹲下來

很多人太想往冰箱的方向移動，於是頭部伸得太出去，又過度彎腰。身體縮成一團後，在不方便活動的狀態下就會使勁出力，因此會使人感到格外吃力。

這樣做才輕鬆！

確認位置，活用梨狀肌！

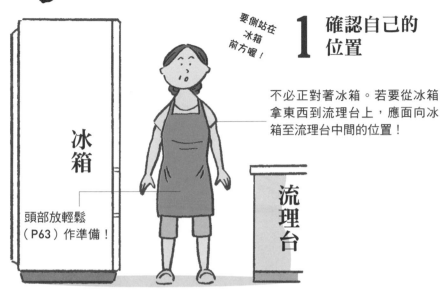

1 確認自己的位置

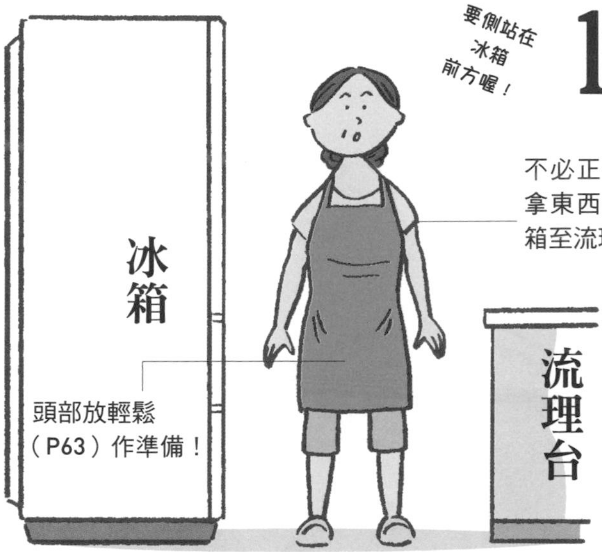
要側站在
冰箱
前方喔！
冰箱
流理台
頭部放輕鬆
（P63）作準備！

不必正對著冰箱。若要從冰箱拿東西到流理台上，應面向冰箱至流理台中間的位置！

2 不能彎腰，利用梨狀肌將臀部往後頂出去！

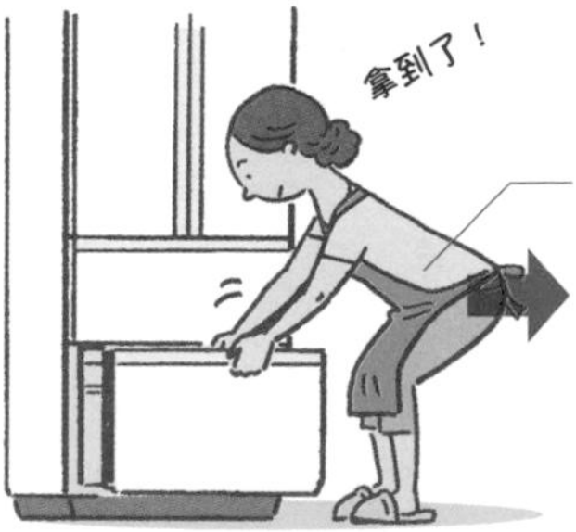
拿到了！

不能彎腰，而是利用梨狀肌（P51）將臀部往後頂出去！

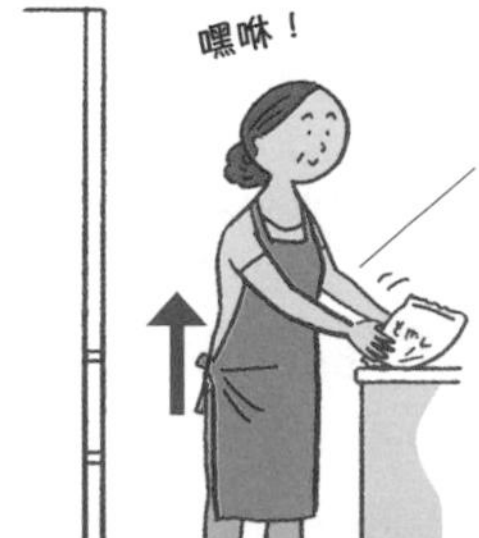
嘿咻！

接下來只需要恢復到先前的姿勢，將物品取出即可！

重點提醒！

過於在意冰箱的位置，縮短頭部至坐骨的長度時，就會變得很吃力。應先確認冰箱與流理台的擺放位置，站在冰箱與流理台的中間，且頭部至坐骨的長度須保持不變，使梨狀肌彎曲，這樣就能避免壓迫到關節，輕鬆將物品取出。

抬高重物

場景 宅配送貨到府時、想在家人面前大展身手時

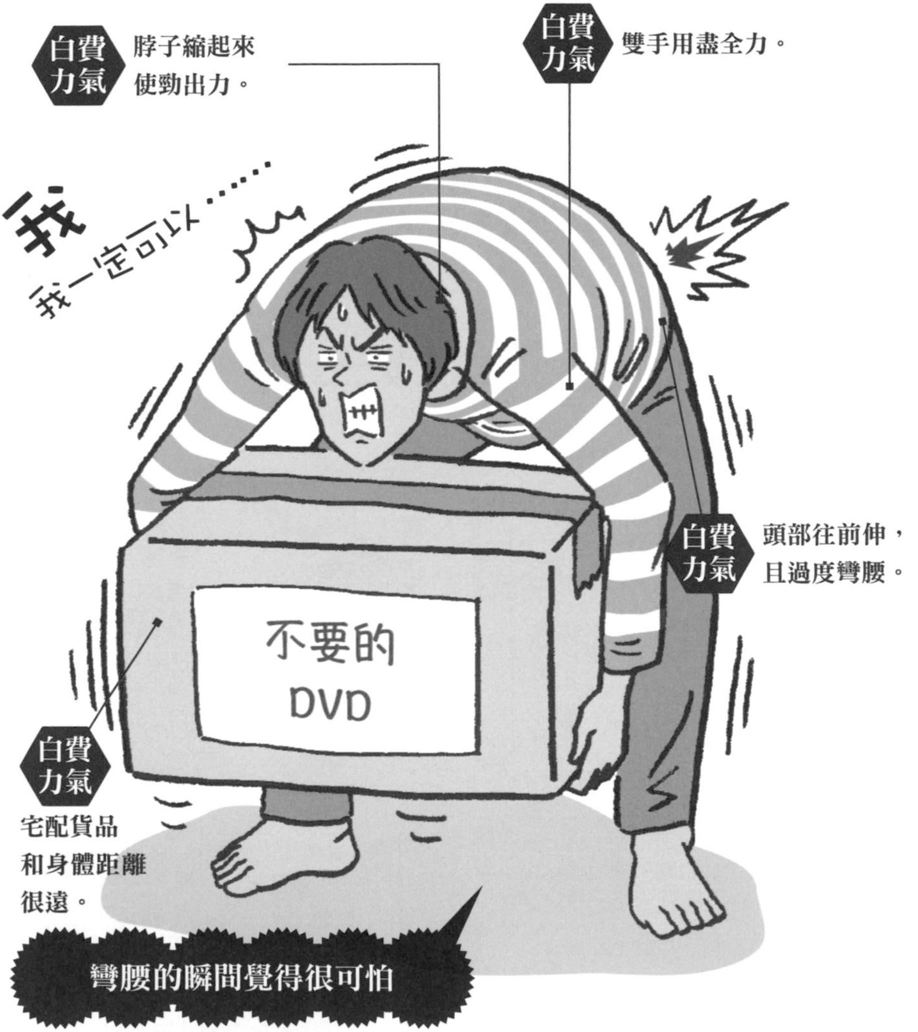
白費力氣 脖子縮起來使勁出力。
白費力氣 雙手用盡全力。
我
我一定可以……
白費力氣 頭部往前伸，且過度彎腰。
不要的
DVD
白費力氣 宅配貨品和身體距離很遠。
彎腰的瞬間覺得很可怕

站的地方如果離宅配貨品很遠的話，通常會出現頭部往宅配貨品伸過去的傾向。這樣一來當然需要彎腰，力量便會分散，因此得靠臂力來協助才行。彎腰會造成身體負擔，讓人籠罩在閃到腰的恐懼當中。

這樣做才輕鬆！

掌握距離感，使梨狀肌彎曲！

1 縮短身體與宅配貨物的距離

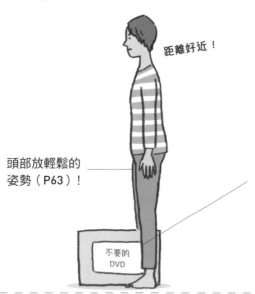

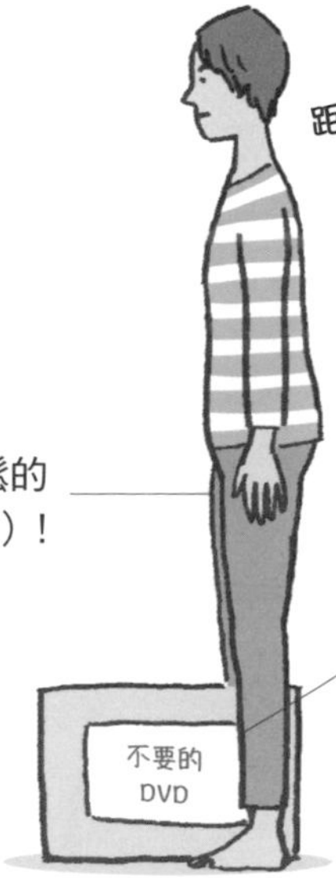

頭部放輕鬆的姿勢（P63）！

使宅配貨物位於雙腳之間，縮短和身體之間的距離！與宅配貨物距離愈遠，腰部愈危險！

2 使用梨狀肌將臀部頂出去

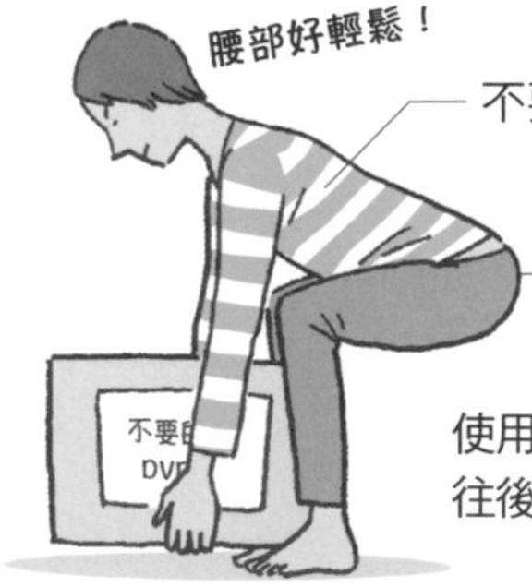

不要彎腰！

使用梨狀肌（P51）往後頂出去！

重點提醒！

切記要將宅配貨物放在腳邊，縮短與身體的距離。接著再調整姿勢，使頭部放輕鬆，讓梨狀肌彎曲將臀部往後頂出去。此時頭部與坐骨會保持一樣的距離，然後用雙手抱住宅配貨物之後，再運用「起身」的要領往前方站起來。

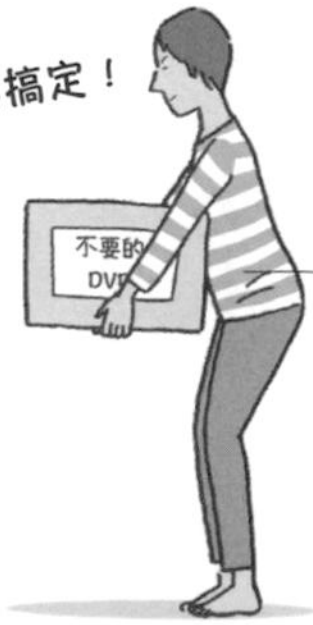

接著參考「起身（P51）」的作法，站起來就行了！

洗臉

場景 早上洗臉、晚上卸粧

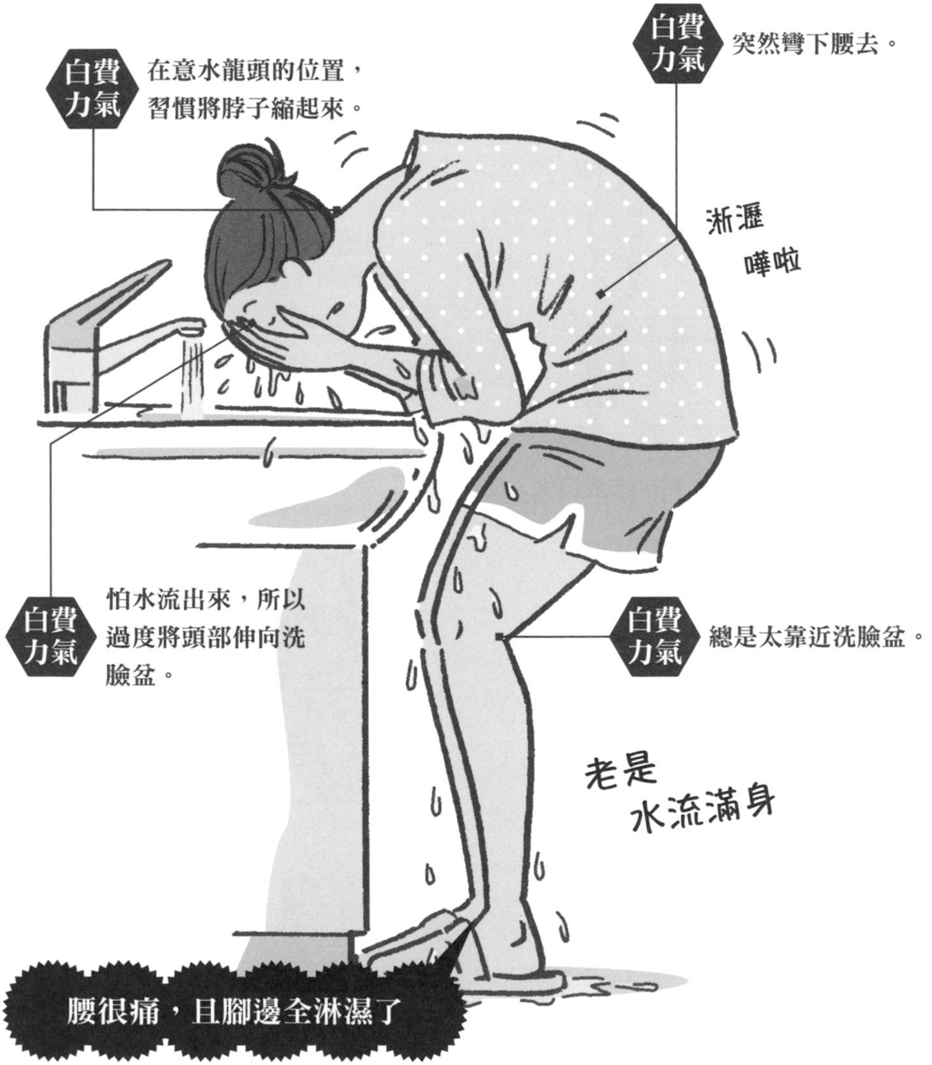
白費力氣
在意水龍頭的位置，
習慣將脖子縮起來。
白費力氣
突然彎下腰去。
淅瀝
嘩啦
白費力氣
怕水流出來，所以
過度將頭部伸向洗
臉盆。
白費力氣
總是太靠近洗臉盆。
老是
水流滿身

腰很痛，且腳邊全淋濕了

在「洗臉盆很小」這樣的觀念嚴重影響下，容易將全身縮起來。結果造成腰部過度負擔，頭部及肩膀也備受限制。擔心水會濺出來，於是太靠近洗臉盆，反而會出現反效果。

這樣做才輕鬆！

與洗臉盆保持距離，活用梨狀肌！

1 確認洗臉盆的空間、距離

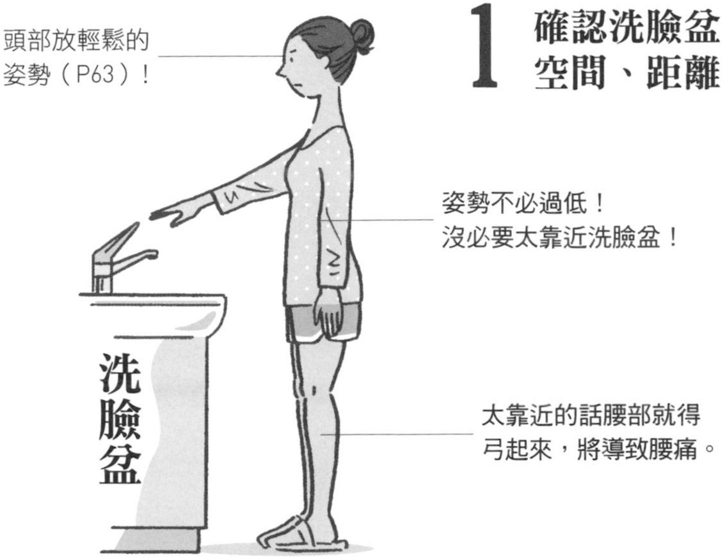
頭部放輕鬆的姿勢（P63）！
姿勢不必過低！
沒必要太靠近洗臉盆！
洗臉盆
太靠近的話腰部就得弓起來，將導致腰痛。

2 使用梨狀肌將臀部往後頂出去

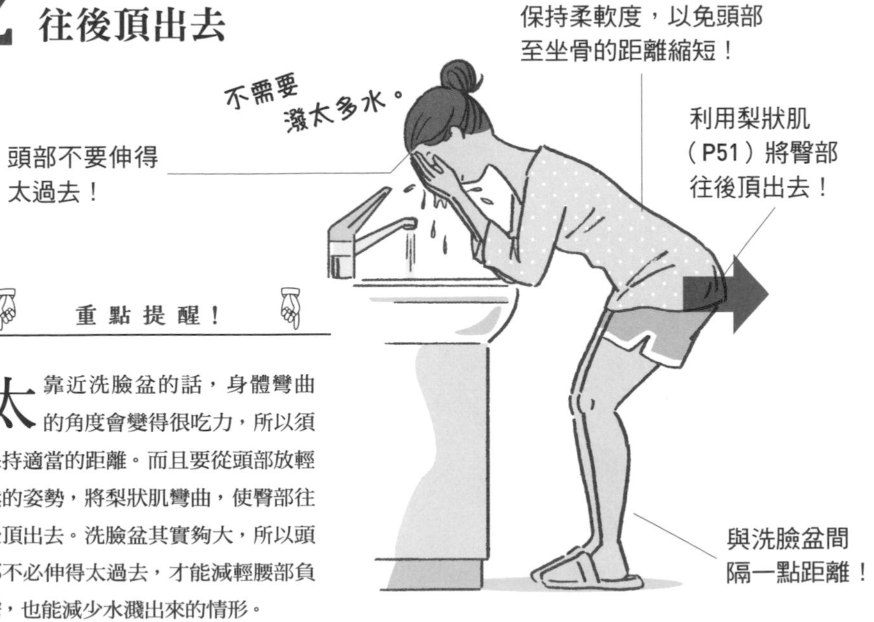
保持柔軟度，以免頭部至坐骨的距離縮短！
不需要潑太多水。
頭部不要伸得太過去！
利用梨狀肌（P51）將臀部往後頂出去！
與洗臉盆間隔一點距離！

重點提醒！

太靠近洗臉盆的話，身體彎曲的角度會變得很吃力，所以須保持適當的距離。而且要從頭部放輕鬆的姿勢，將梨狀肌彎曲，使臀部往後頂出去。洗臉盆其實夠大，所以頭部不必伸得太過去，才能減輕腰部負擔，也能減少水濺出來的情形。

低頭滑手機

場景 在家裡、捷運上、公司…… 等任何時間

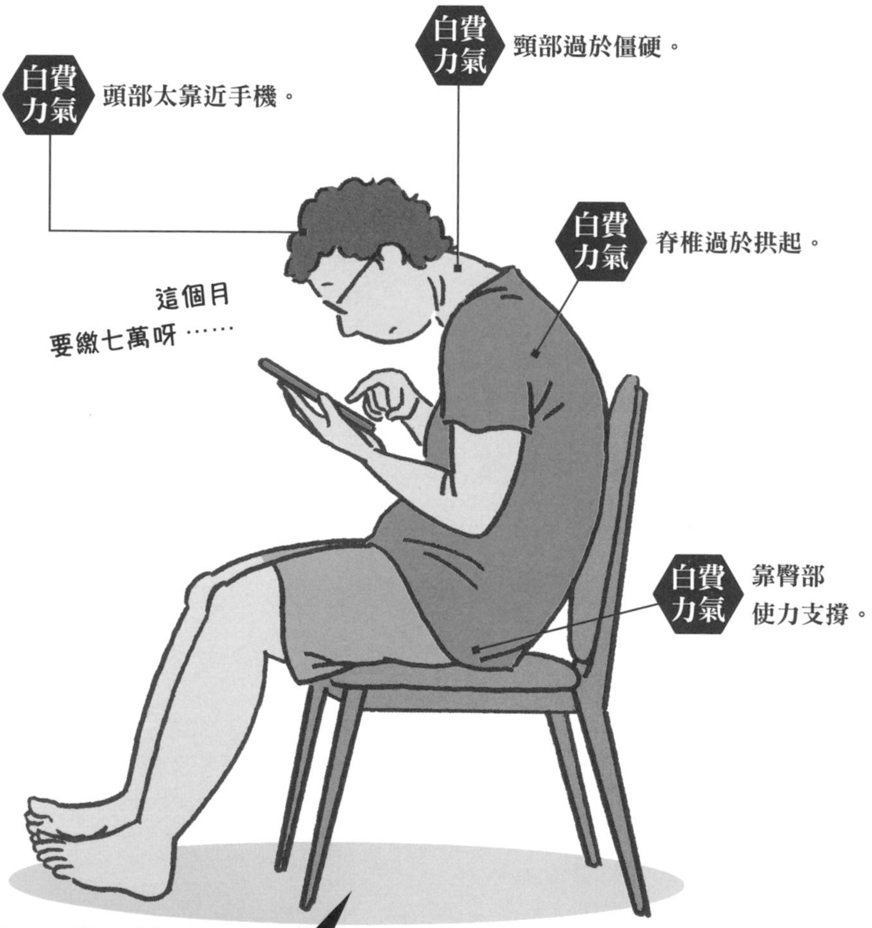

白費力氣 頸部過於僵硬。
白費力氣 頭部太靠近手機。
白費力氣 脊椎過於拱起。
這個月
要繳七萬呀……
白費力氣 靠臀部使力支撐。

回過神來才發現脖子好痛

看手機時頭低得太下去，以致於背部過於拱起，因此肩頸必須概括承受頭部的負擔，所以十分吃力。駝背姿勢也會壓迫到內臟，導致呼吸困難。

這樣做才輕鬆！

頭部放輕鬆，下巴稍微收進來！

1 調整基本姿勢

脖子感覺
好輕鬆呢！
使頭部輕鬆地落在
坐骨上方（P63）！

2 下巴適度往內縮

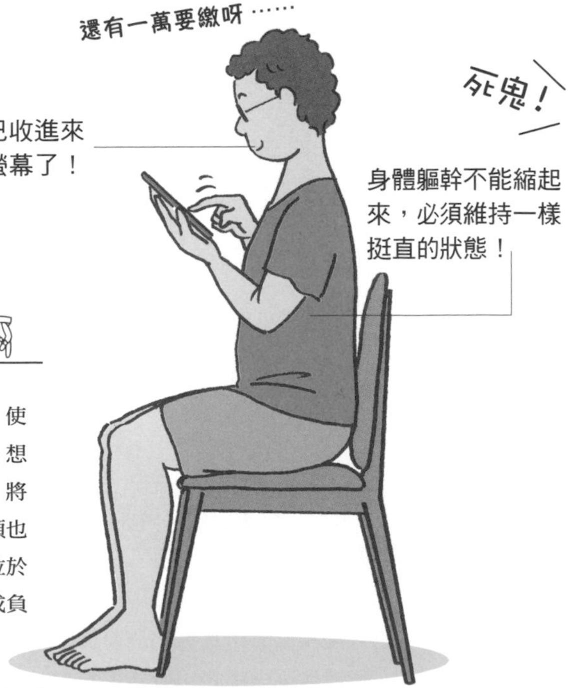
還有一萬要繳呀……
死鬼！
稍微將下巴收進來
就能看到螢幕了！
身體軀幹不能縮起
來，必須維持一樣
挺直的狀態！

重點提醒！

避免身體緊縮拱起來的姿勢，使頭部輕鬆地落在坐骨上方。想要滑手機時，只要下巴稍微內縮，將視線看向螢幕即可。其實不必低頭也能看得到螢幕，所以要保持頭部位於坐骨上方的姿勢。不要讓頭部形成負擔，就不會造成頸部疼痛了。

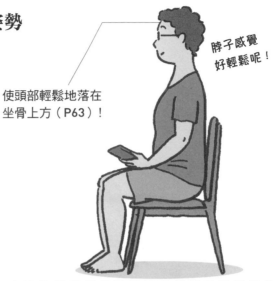

下廚

場景 在家裡做菜時、廚師在廚房工作時

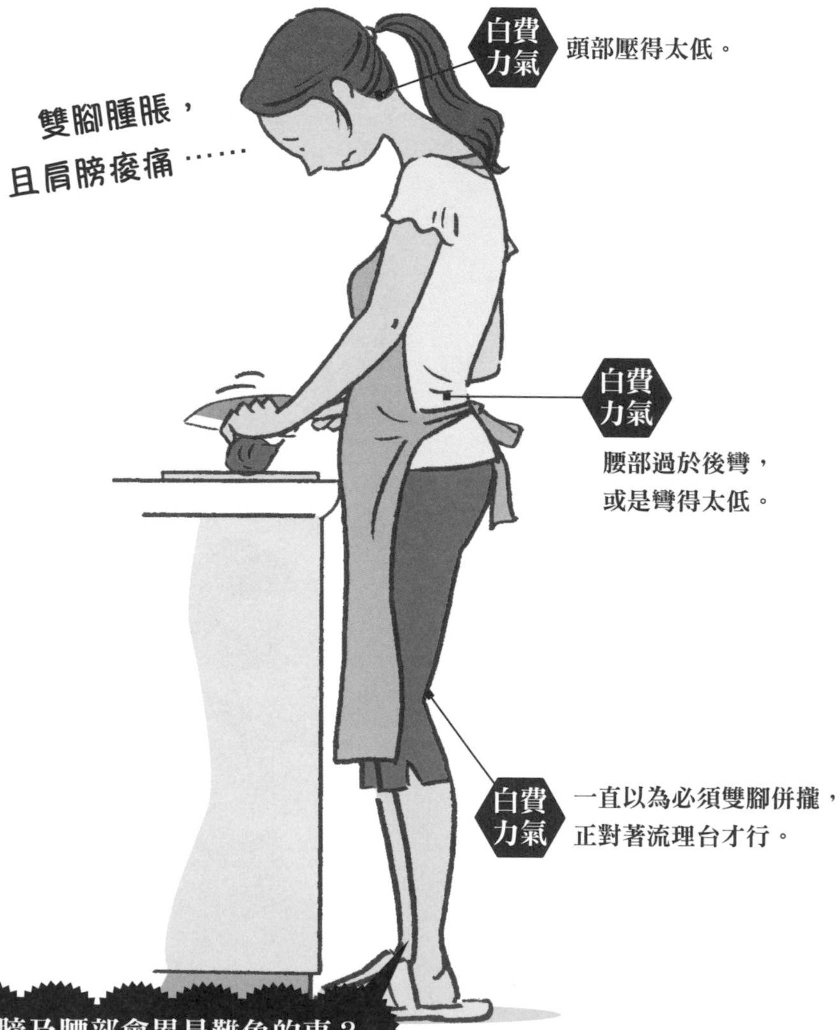

白費力氣
頭部壓得太低。
雙腳腫脹，
且肩膀痠痛……
白費力氣
腰部過於後彎，
或是彎得太低。
白費力氣
一直以為必須雙腳併攏，
正對著流理台才行。

肩膀及腰部會累是難免的事？

一直專注於手邊的工作，頭部容易往下看，腰部因此彎曲或後彎，整個人都會弓起來縮在一起。而且肩膀容易抬高，因此最終才會導致肩膀及腰部疲勞。原因就出在正對著流理台，做事情綁手綁腳也會使人感到吃力。

這樣做才輕鬆！

頭部放輕鬆，確認流理台的空間！

1 調整基本姿勢

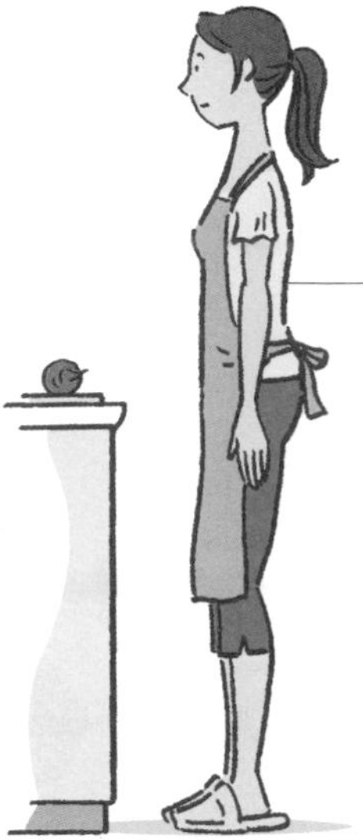

調整姿勢，使頭部放輕鬆（P63）！

2 確認空間、距離，將下巴適度往內縮

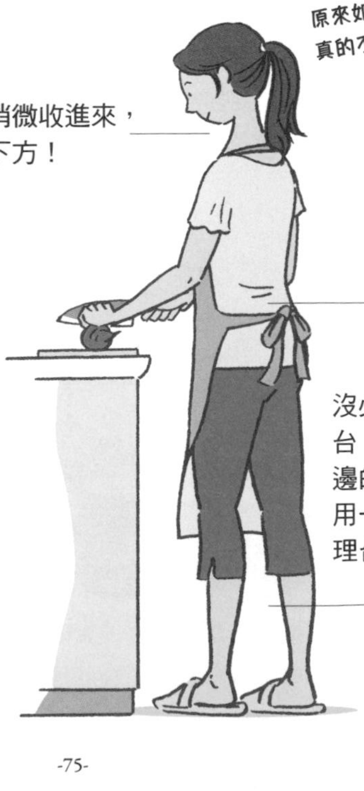

原來如此，真的不會再全身緊繃了！

下巴只要稍微收進來，就能看到下方！

不能彎腰或腰部後彎。

沒必要正對著流理台，將慣用手那一邊的腳往後移動，用一半身體對著流理台！

重點提醒！

使頭部輕鬆地落在坐骨上，確認流理台的空間及距離。不必低頭彎腰，只須將下巴往內縮，就能看到手邊的狀態。使用菜刀時如果手肘會礙事的話，將慣用手那一邊的腳往後移動，側著身體之後，相信活動起來就不會不方便了。

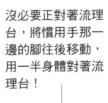

晾衣服

場景 晾衣服的時候、久久出太陽曬衣服時

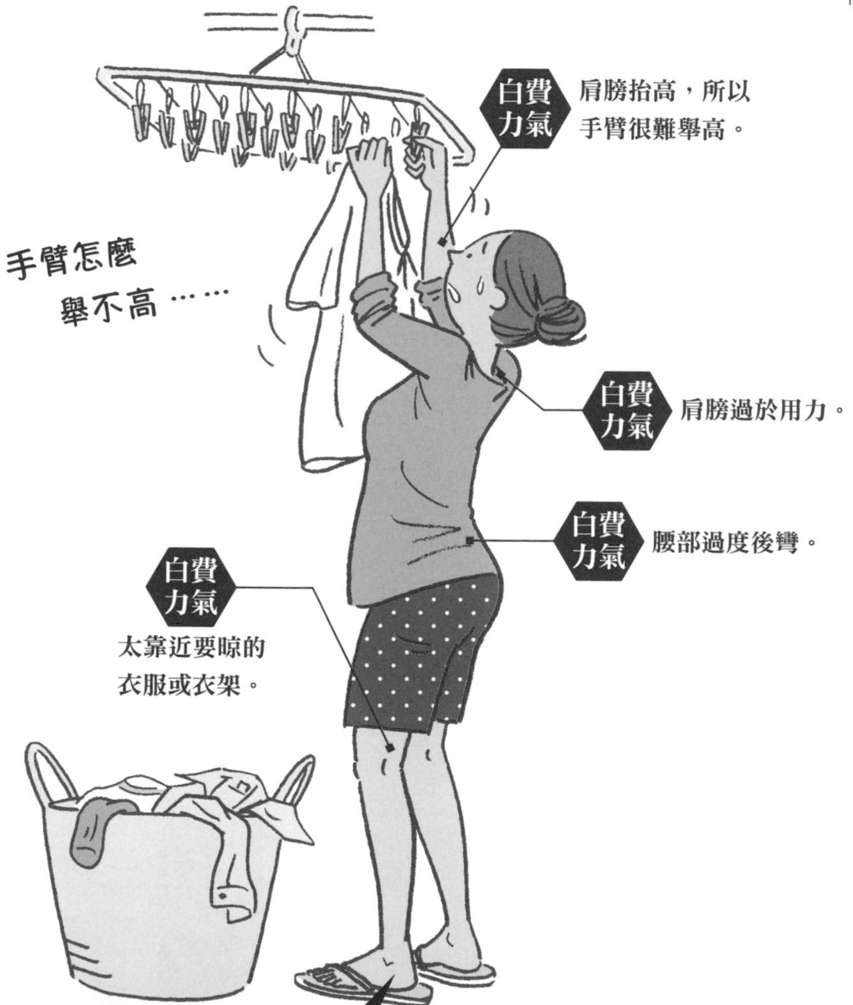
白費力氣
肩膀抬高，所以手臂很難舉高。
手臂怎麼舉不高……
白費力氣
肩膀過於用力。
白費力氣
腰部過度後彎。
白費力氣
太靠近要晾的衣服或衣架。

手臂舉高的話，肩膀及腰部就很吃力！

脖子縮起來且肩膀抬高，加上腰部後彎的姿勢看著斜上方。在這種狀態下，背部肌肉很緊繃，手臂也會很難舉高。這種狀態就好像做動作時踩煞車，同時又勉強自己活動，因此負擔會變得更大。

這樣做才輕鬆！

從鎖骨活動肩膀，腰部不要後彎！

1 從鎖骨活動肩膀

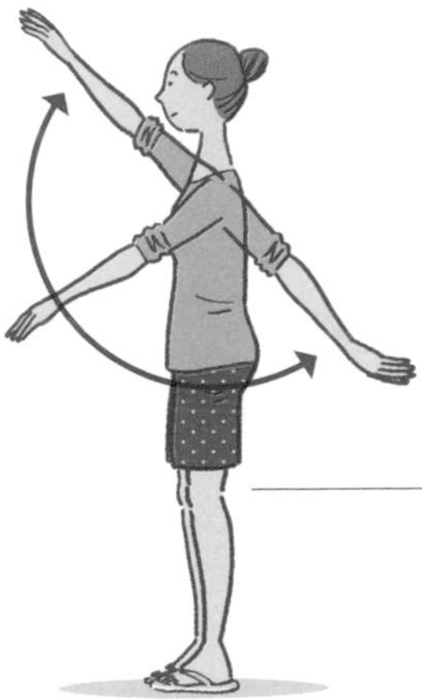
以頭部放輕鬆的姿勢（P63）站好，放鬆力道將手臂前後擺動看看！

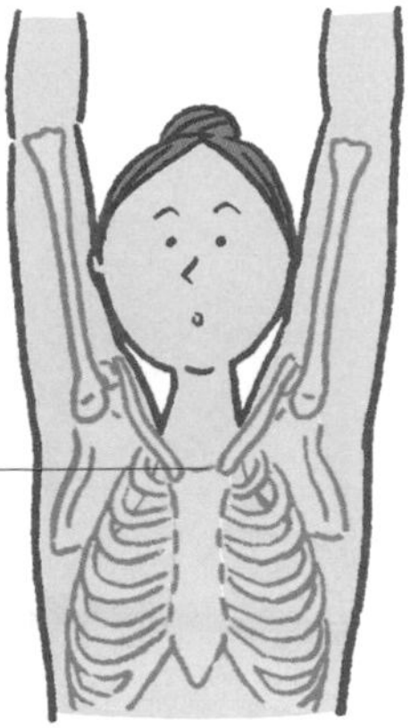
以胸骨為支點，感覺像是手臂從鎖骨開始動起來一樣（P23）！

2 腰部不要後彎，下巴稍微抬高

原來之前我都太用力了……
適度將下巴抬高！
頭部輕鬆地落在坐骨上方！
肩膀放鬆！
腰部不要後彎！
不要太靠近要晾的衣服或衣架！

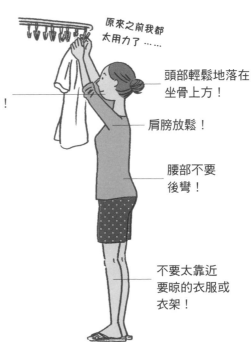

重點提醒！

只要維持頭部放輕鬆的姿勢，手臂舉高時就不會感到吃力。將手臂前後擺動，自然就能從鎖骨開始活動，所以可利用這種方式將手臂舉高。而且身體的位置不能太靠近要晾的衣服，只須將下巴稍微抬高即可。這樣腰部也不會後彎，讓自己能夠舒適輕鬆地晾衣服。

用吹風機吹乾頭髮

場景 洗完頭離開浴室後、早晨匆忙地洗完頭後

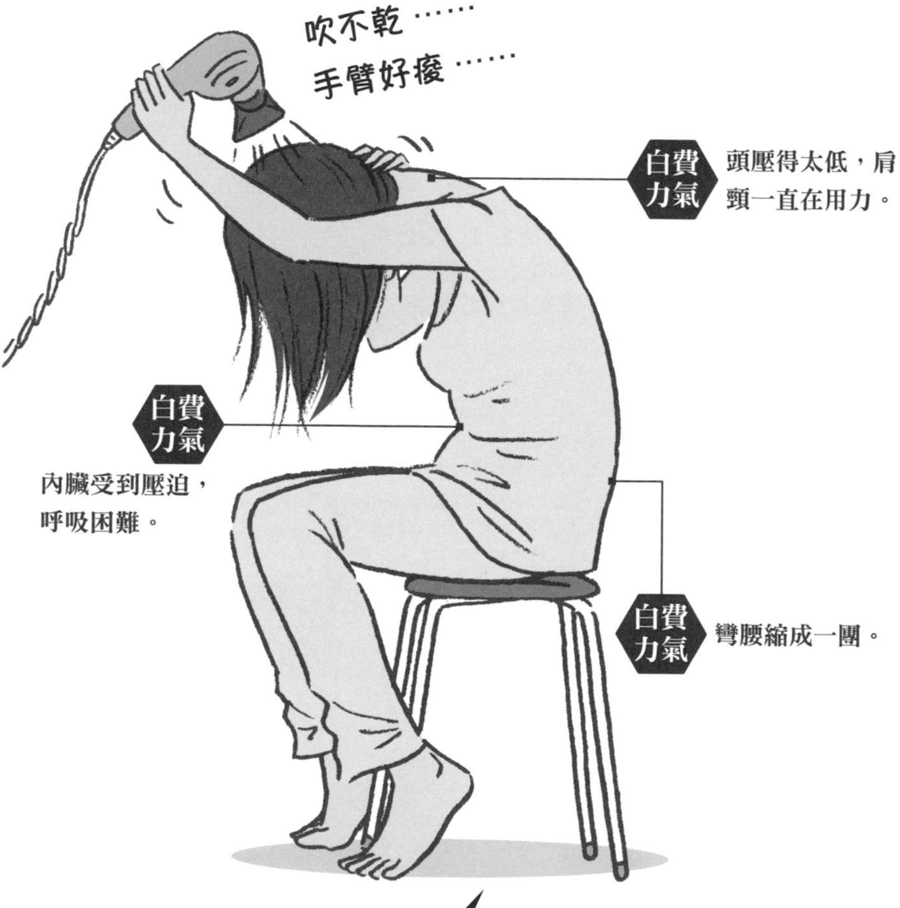

吹不乾……
手臂好痠……
白費力氣
頭壓得太低，肩頸一直在用力。
白費力氣
內臟受到壓迫，呼吸困難。
白費力氣
彎腰縮成一團。

用力彎曲脖子，手臂及肩膀很吃力的感覺……

太想將頭部移至吹風機下方，容易低頭彎腰。脖子一直縮起來，所以就和「晾衣服」時一樣，呈現做動作時踩煞車的狀態。頭部的重量會造成極大負擔，因此才剛洗完澡又是滿身大汗。

這樣做才輕鬆！

前後擺動後將手臂舉高，再收下巴即可！

前後擺動（P77）
後將手臂舉高！
頭部輕鬆地落在
坐骨上方（P63）！

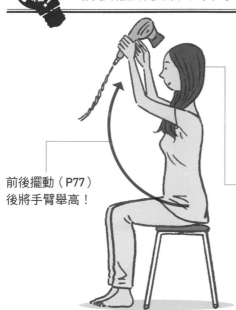

1 頭部輕鬆地落在坐骨上方，手臂前後擺動做準備

2 下巴適度往內縮

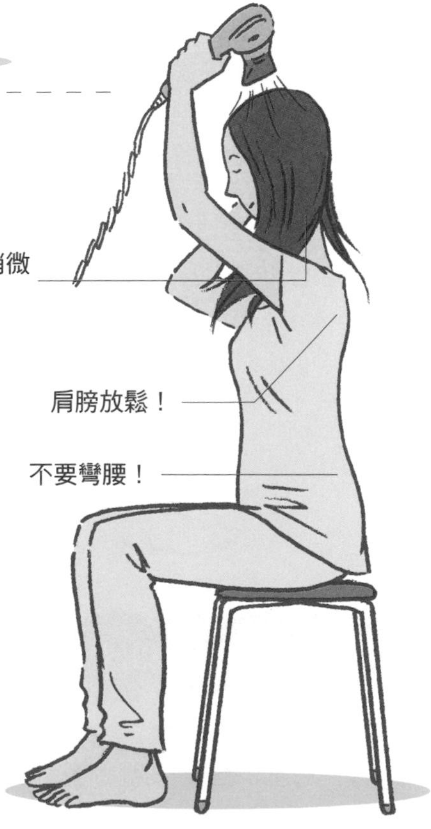
適度將下巴稍微
往內縮！
肩膀放鬆！
不要彎腰！

重點提醒！

和晾衣服時一樣，以頭部放輕鬆的姿勢，將手臂前後擺動後往上舉高。手臂從鎖骨舉高，自然就能輕鬆完成動作。而且須避免彎腰，使頭部至坐骨維持固定的距離。接著只要再將下巴稍微內縮，吹風機就能吹到頭髮了。

取放棉被

場景 早上起床時、將客用棉被取出或收起來時、筋疲力盡後要就寢時

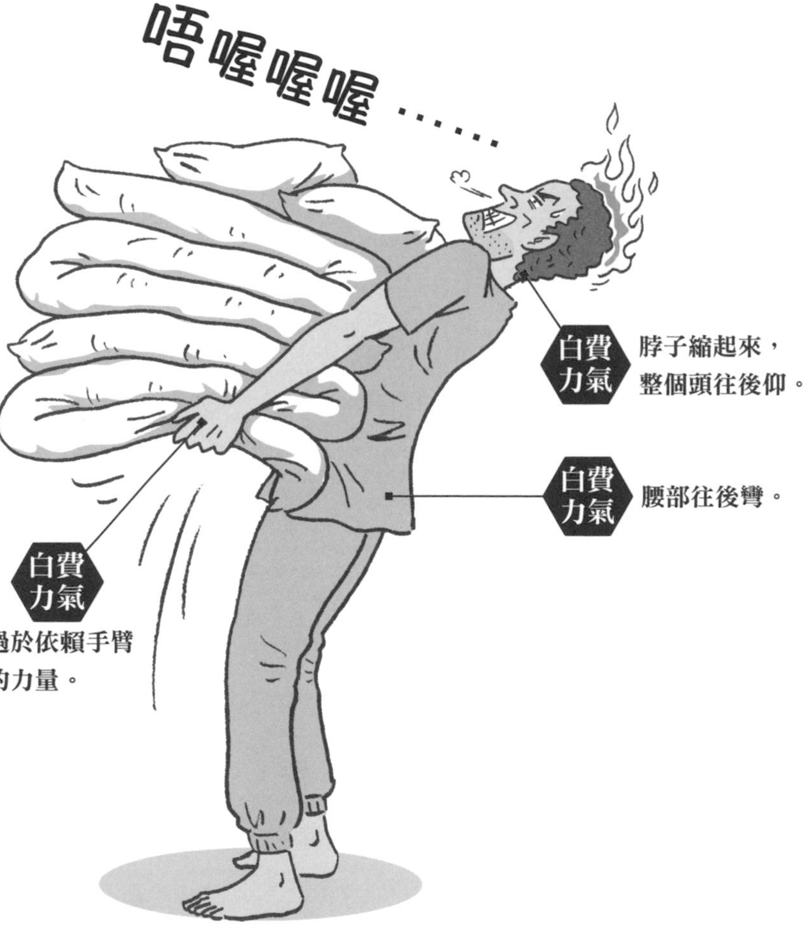
唔喔喔喔……
白費力氣
脖子縮起來，
整個頭往後仰。
白費力氣
腰部往後彎。
白費力氣
過於依賴手臂
的力量。

所以才不想搬棉被出來！

典型脖子不動，腰部後彎的姿勢。脖子縮起來，且肩膀抬高，手臂無法完全發揮的狀態下，卻過度依賴手臂的力量。於是搬完棉被後，無論是腰部、肩膀還是手臂，都會累到不行。

這樣做才輕鬆！

同時運用「梨狀肌」＋「手臂擺動」的技巧！

1 使用梨狀肌將臀部往後頂出去

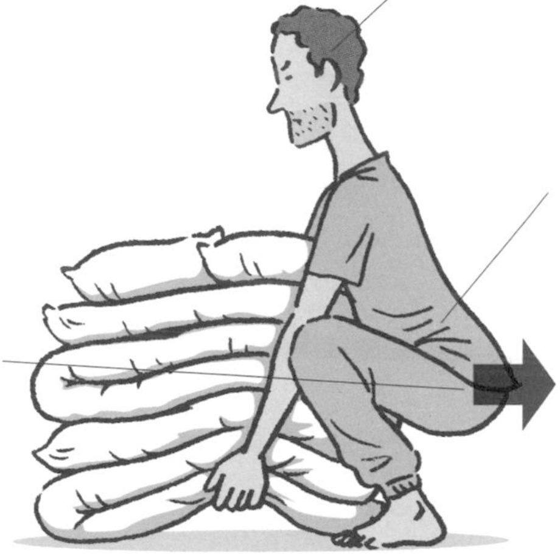

2 適度將下巴內縮

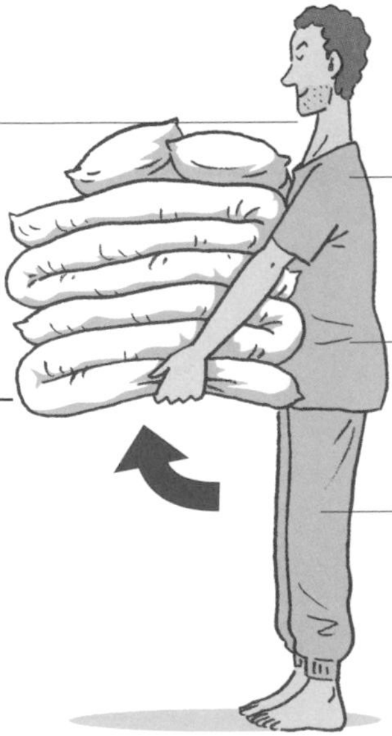

根本不需要一鼓作氣！
棉被要搬到更高的地方時，須適度將下巴內縮，利用手臂前後擺動（P77）的方式抬高！
肩膀不要抬高，只須手臂下垂就行了！
不要彎腰！
往前站起來！

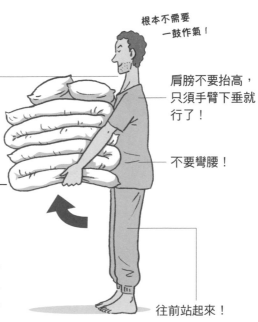

重點提醒！

抬高重物時有幾個重點，同時還須搭配手臂前後擺動的技巧。首先應站在棉被附近，利用梨狀肌使身體彎曲。接著只要抱著棉被，直接往前站起來即可。若要將棉被抬得更高時，可利用前後擺動的方式，將棉被抬高。

打開大門

場景 回家時家裡換氣扇是否開著，或是窗戶一直沒關

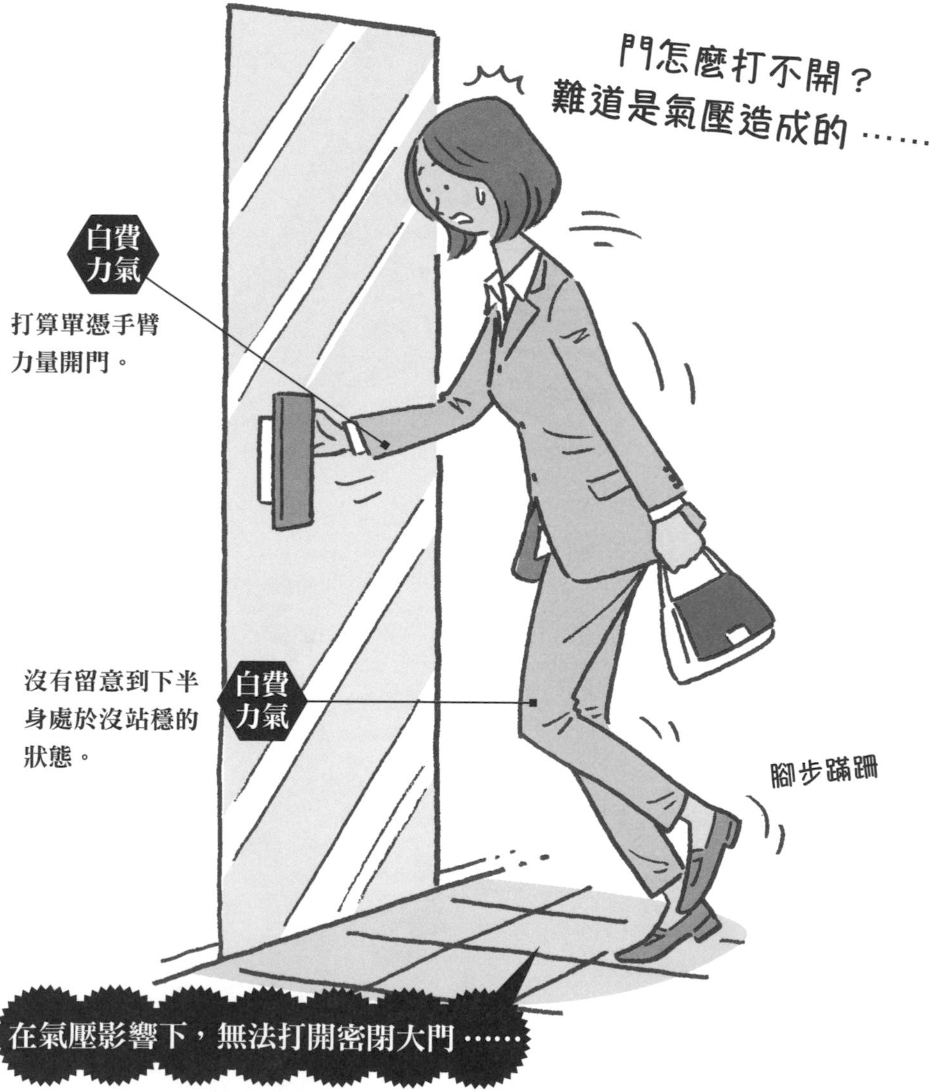
門怎麼打不開？
難道是氣壓造成的……
白費力氣
打算單憑手臂力量開門。
白費力氣
沒有留意到下半身處於沒站穩的狀態。
腳步蹣跚

在氣壓影響下，無法打開密閉大門……

室內的換氣扇一直開著，或是窗戶總是沒關的話，大門受氣壓影響下會呈現密閉狀態，想用手打開的瞬間會覺得大門太重而站不穩。若想單靠手來開門，力量會不夠大，一旦沒留意到下半身的姿勢，就會失去平衡。

利用下半身展現強大力量！

1 想像力量的傳達途徑

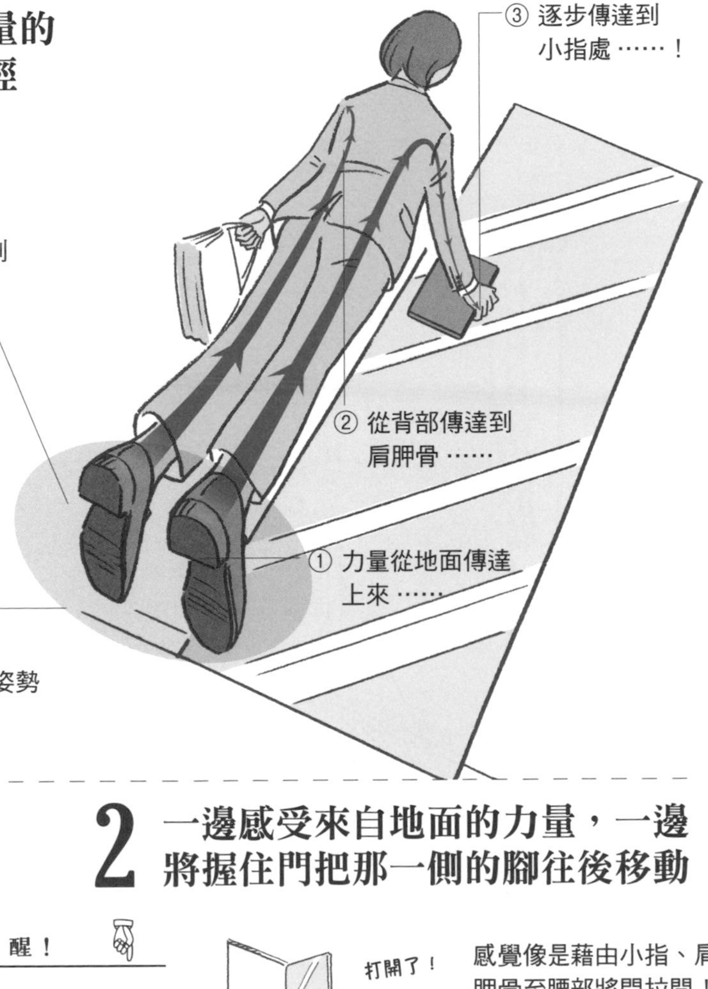
③ 逐步傳達到
小指處……！
應當在腳掌感覺到
自己的體重！
② 從背部傳達到
肩胛骨……
① 力量從地面傳達
上來……
頭部放輕鬆的姿勢
（P63）！

2 一邊感受來自地面的力量，一邊將握住門把那一側的腳往後移動

重點提醒！

切記想像自己是用腳，而不是靠手臂將門打開，因此必須感覺體重落在腳掌處，然後將這種感覺，逐步從大腿後側傳達至腰部，再從肩胛骨傳達至下臂、小指方向。接著將手放在門把上，維持這個姿勢將與門把同一側的腳往後移動，變成側身之後，就能輕鬆把門打開了。

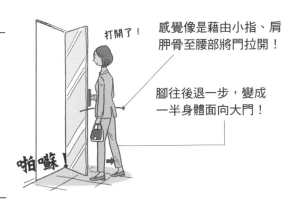

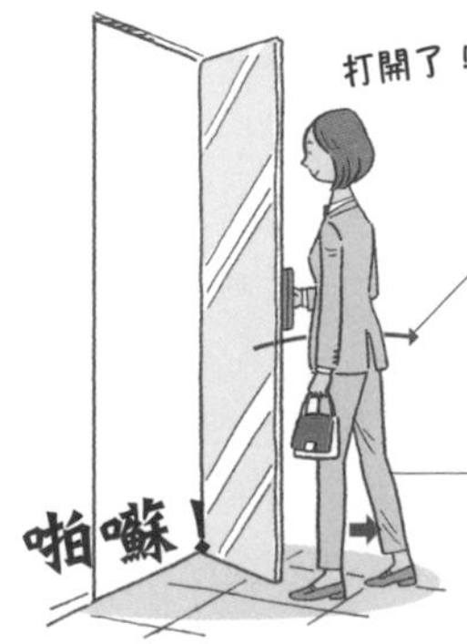
打開了！
感覺像是藉由小指、肩
胛骨至腰部將門拉開！
腳往後退一步，變成
一半身體面向大門！
啪嚓！

擦窗

場景 休假日打掃家裡、年底大掃除

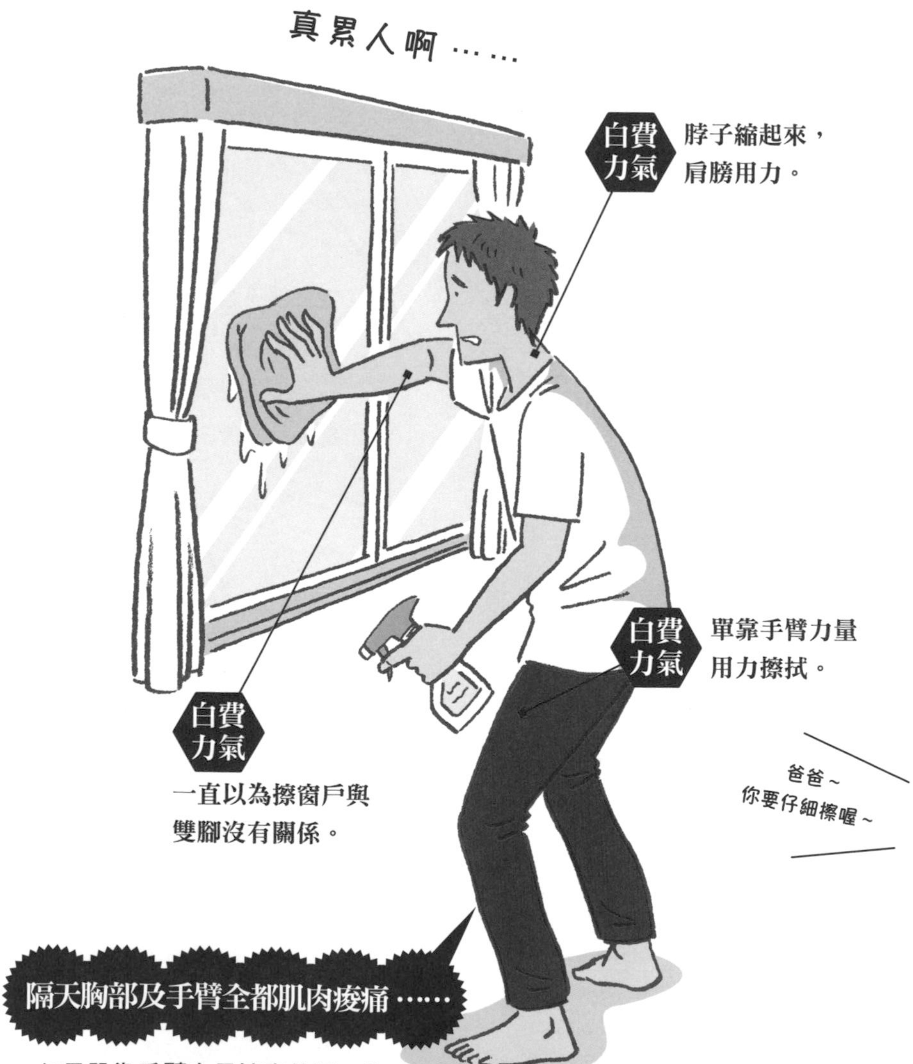

真累人啊……
白費力氣
脖子縮起來，
肩膀用力。
白費力氣
單靠手臂力量
用力擦拭。
白費力氣
一直以為擦窗戶與
雙腳沒有關係。
爸爸～
你要仔細擦喔～
隔天胸部及手臂全部肌肉痠痛……

如果單靠手臂力量擦窗的話，使勁時肩膀會抬高，負擔將集中在手臂、肩膀及胸部的肌肉上，隔天多數人都會出現肌肉痠痛的情形。因為沒注意到下半身可以產生強大的力量，所以單靠上半身承受所有的負擔。

這樣做才輕鬆！

了解手臂運作機制，利用下半身力量！

1 了解手臂使力機制

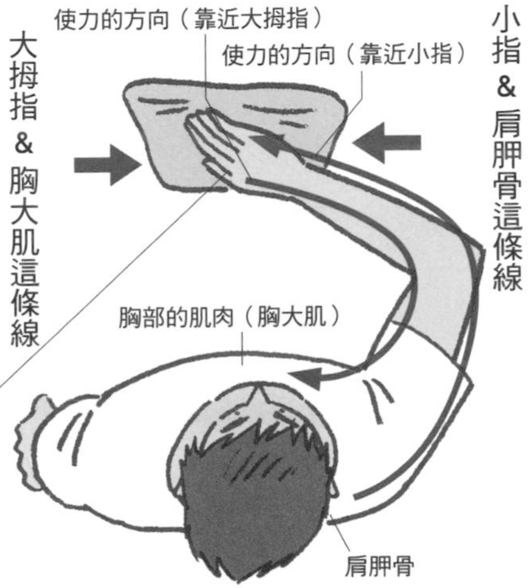

往內側動的時候，會在小指至肩胛骨的部位使力，往外側動的時候，會在大拇指至胸大肌的部位使力！

2 靠腳移動再利用體重

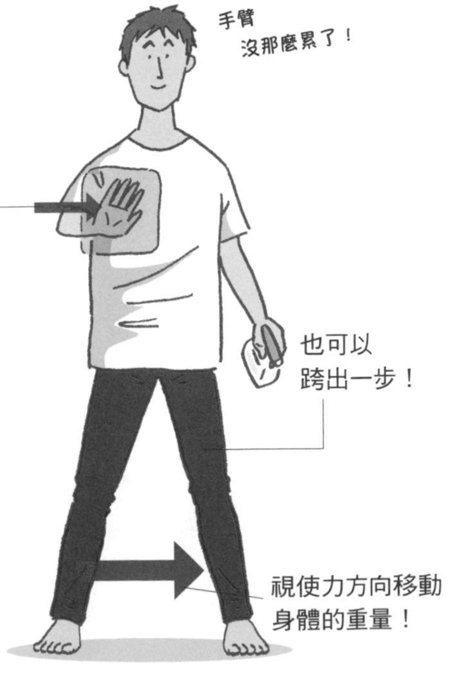

往內側動的時候，在小指側用力！

重點提醒！

手臂往左右方向使力時，朝內側會運用到肩胛骨至小指的力量，朝外側會運用到胸大肌至大拇指側的力量。了解這個機制後，就能利用下半身的力量輔助，配合使力方向，將身體的重量左右移動即可，根本不需要用力踩踏地面。

擦地板

場景 休假日打掃家裡、年底大掃除、打翻飲料時

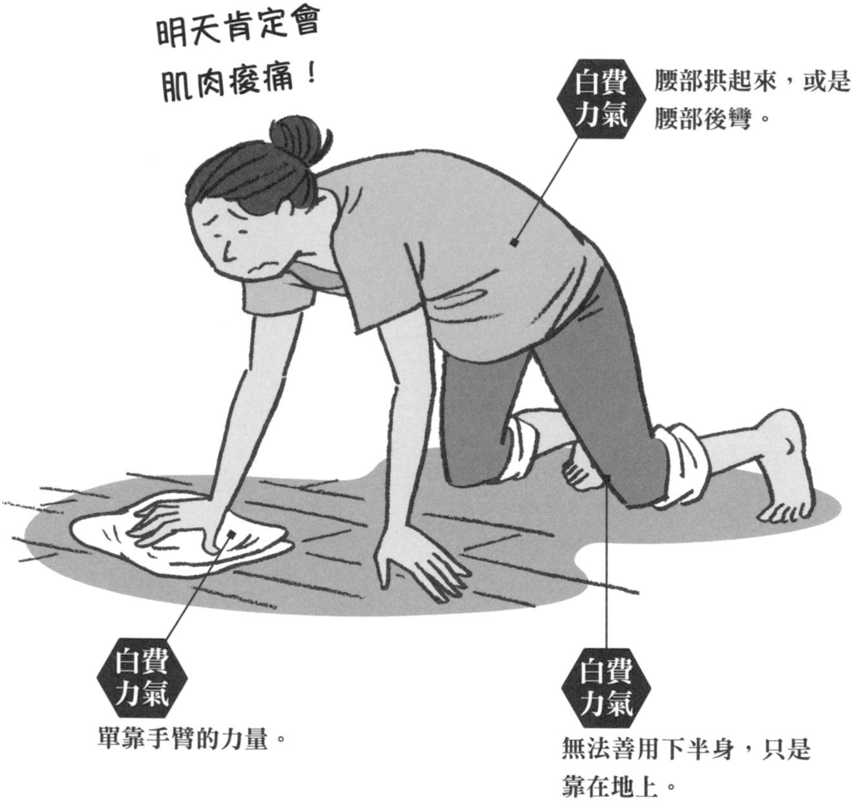
明天肯定會
肌肉痠痛！
白費力氣
腰部拱起來，或是腰部後彎。
白費力氣
單靠手臂的力量。
白費力氣
無法善用下半身，只是靠在地上。

長時間拚命用力擦地板……

過於集中注意力在地板上，完全沒有運用到全身的力量，單靠手臂擦地，光是要維持四足跪姿，就已經夠折騰人了。呈現脖子縮起來，肩膀抬高，腰部拱起或是後彎的狀態。

這樣做才輕鬆！

頭部放輕鬆，利用全身重量移動！

1 調整基本姿勢

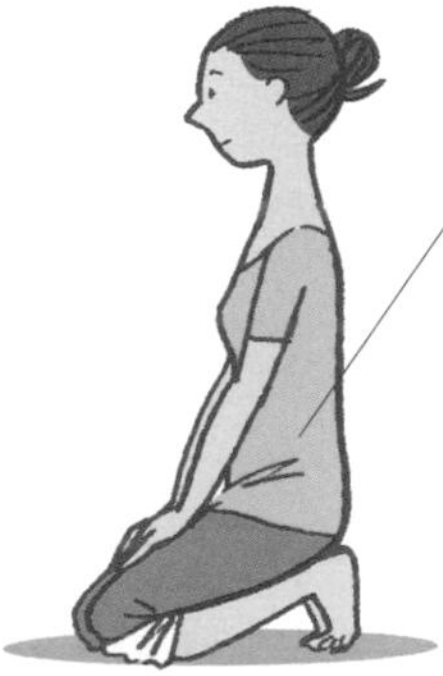
不要彎腰，頭部輕鬆地
落在坐骨上方（P63）！

2 利用身體的重量移動

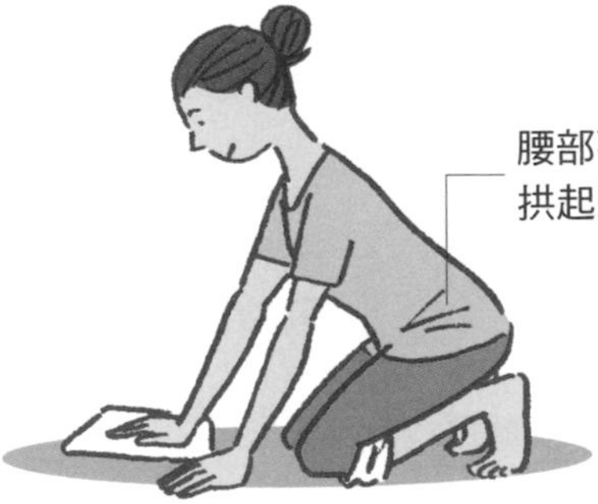
腰部不要
拱起來！

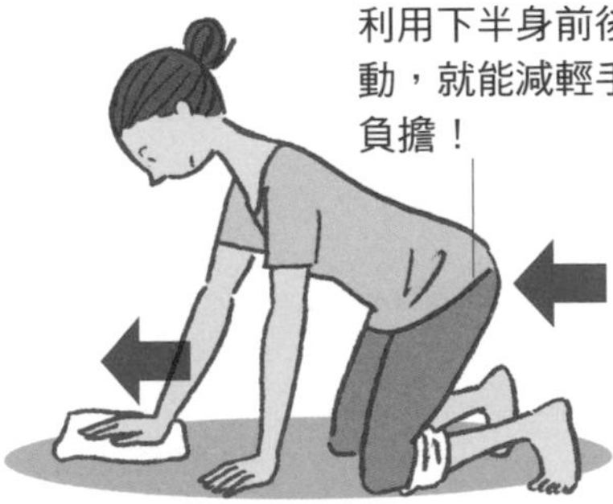
利用下半身前後移
動，就能減輕手臂
負擔！

重點提醒！

先將頭部輕鬆地落在坐骨上方，從這個姿勢開始動作。不能彎腰，上半身前傾至手能碰地的程度。接下來在前後擦地時，應屈伸膝蓋移動身體的重量，左右擦地時，只須雙腳稍微打開，左右腳輪流移動身體的重量即可。善用自己的體重，擦地就會很輕鬆。

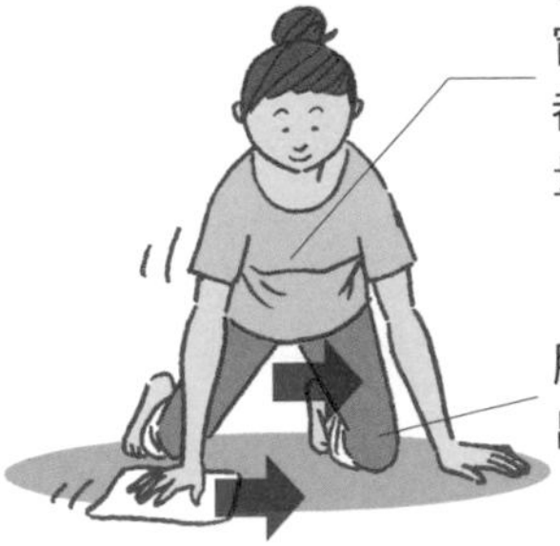
左右擦地時，和擦
窗（P84）一樣，
都要利用身體的重
量來移動！
腳也可以跨
出一步！

燙衣服 & 洗車

場景 衣服晾乾後、豔陽高照的休假日

白費力氣 低頭朝向燙衣板。
白費力氣 肩膀抬高，用臂力使勁往下壓。
要燙全家四人份的衣服還真吃力……

要擦比較遠的地方尤其吃力……
白費力氣 過度依賴手臂，肩膀老是抬高。
白費力氣 腰部彎得太下去。
白費力氣 雙腳一直站著沒動。

手臂感到特別辛苦……

燙衣服也和擦地等動作一樣，會將注意力放在衣物上，這樣會使得頭部壓得太低，過度依賴手臂，因此造成很大的負擔。洗車也一樣，單靠臂力洗車的話，會使人覺得很吃力。

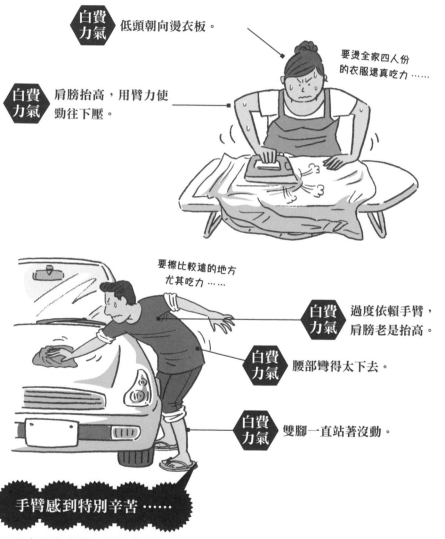

這樣做才輕鬆！

移動身體的重量，運用下半身的力量！

1 和「擦窗及擦地」一樣，都要利用身體重量來移動

先保持頭部放輕鬆的基本姿勢（P63）！

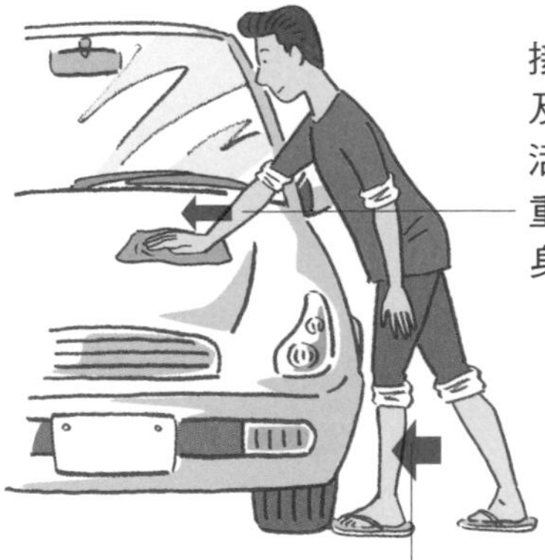

接下來和「擦窗」（P84）及「擦地」（P86）一樣，活動下半身，運用身體的重量來移動，就能讓上半身一起動起來了！

也可以跨出一步！

利用下半身前後活動！

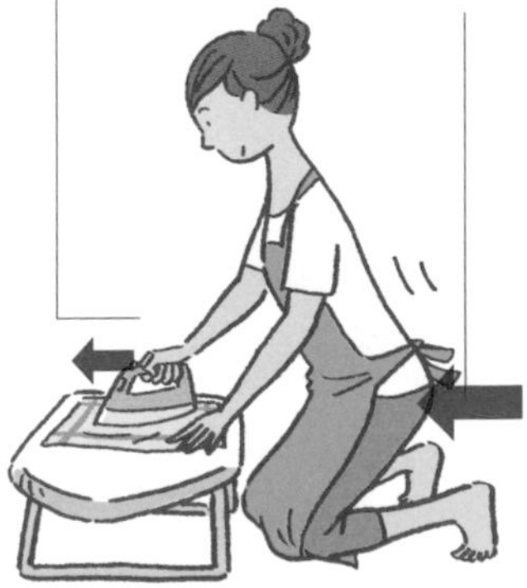

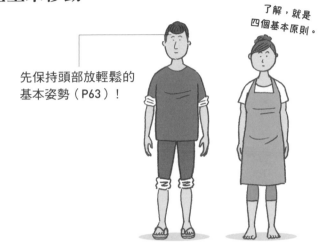

找不到舒服的姿勢睡覺

場景 就寢時、工作或私底下遇到煩心的事情時

找不到安穩的姿勢

每個人睡覺的姿勢都不一樣，很難說哪一種姿勢才正確。但是枕頭不一樣，或者姿勢不一樣就睡不著的人，這種自我設限的習慣，會讓人變得很緊張，一直白費力氣。

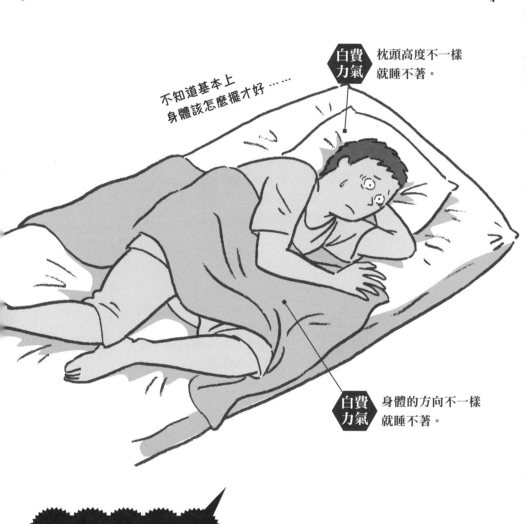

這樣做才輕鬆！

先「伸展身體」再翻身！

1 利用四大原則讓身體放鬆下來

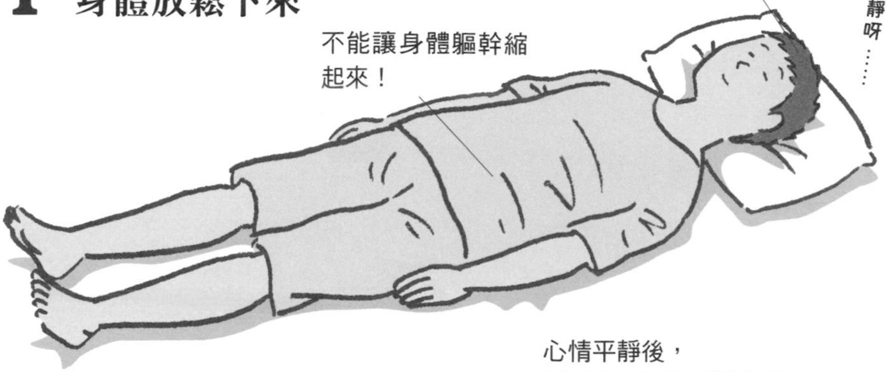

頭部放輕鬆（P63）！
真平靜呀……
不能讓身體軀幹縮起來！
心情平靜後，
想用什麼姿勢睡覺都行！

先伸展身體軀幹再翻身會更輕鬆！

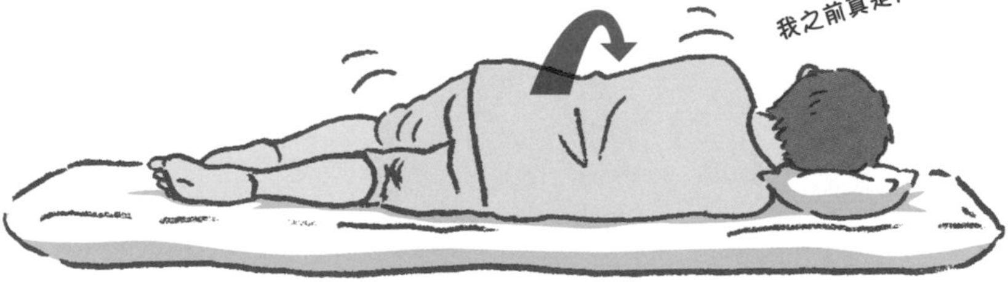

我之前真是太傻了。

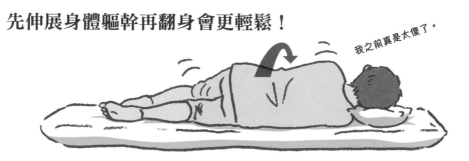

重點提醒！

找不到安穩入眠的姿勢時，多數人會全身縮成一團，或是肌肉會平白無故緊張起來，這時候請試著調整姿勢，讓頭部放輕鬆，也別再去想著一定要睡著才行。另外在翻身的時候，先伸展身體再翻過去，這樣會感覺更輕鬆。

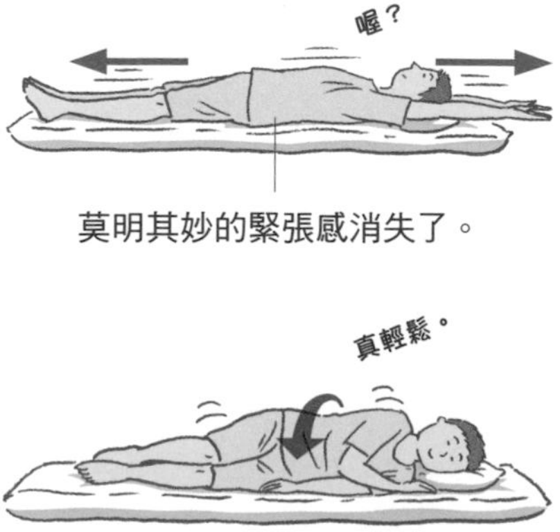

喔？
莫明其妙的緊張感消失了。
真輕鬆。

除草

場景 所有的園藝工作、擔任社區的值日生

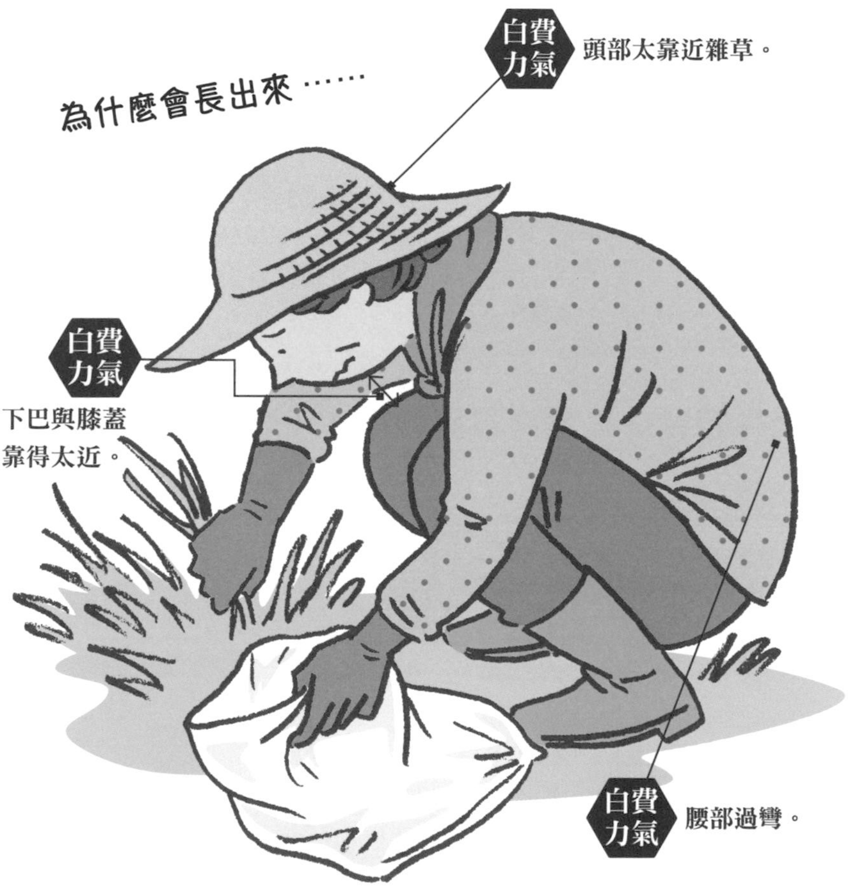
白費力氣
頭部太靠近雜草。
為什麼會長出來……
白費力氣
下巴與膝蓋靠得太近。
白費力氣
腰部過彎。

蹲著工作好難受……

類似除草這類蹲下來的工作，脖子及腰部都會很痛，原因正是出在注意力完全放在雜草上的關係。當頭部壓太低的時候，自然就得彎腰，因此頭部的負擔會完全落在脖子及腰部上。

這樣做才輕鬆！

呈現頭部放輕鬆的姿勢，用梨狀肌蹲下來！

1 運用梨狀肌做出蹲下的姿勢

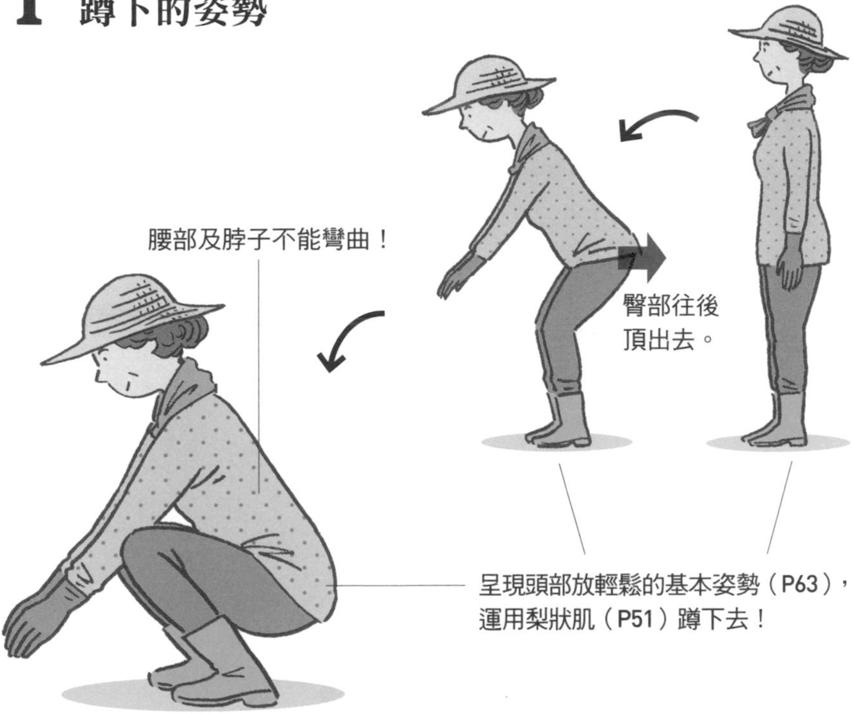

2 適度收下巴

重點提醒！

呈現頭部落在坐骨上的姿勢，一面彎曲梨狀肌，一面將臀部往後頂出去再蹲下來。留意頭部至坐骨的距離不能改變。此時再適度收下巴，就能看到雜草了。蹲下來之後，再讓頭部放鬆，就能減輕脖子及腰部的負擔。

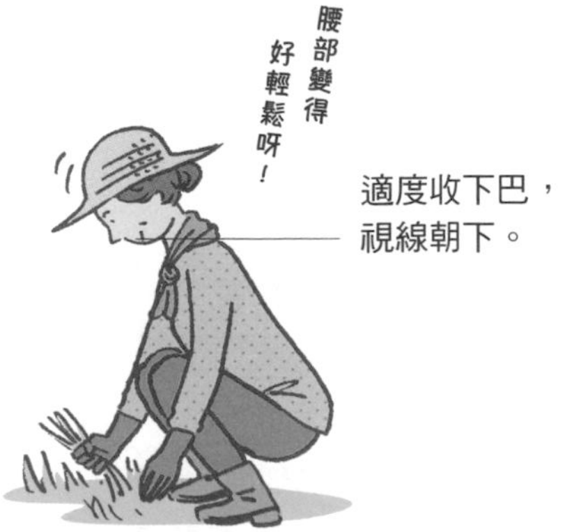

腰部變得好輕鬆呀！
適度收下巴，
視線朝下。

打開難開的瓶蓋

場景 用餐時家人請求幫忙、打開這陣子少用的進口調味料時

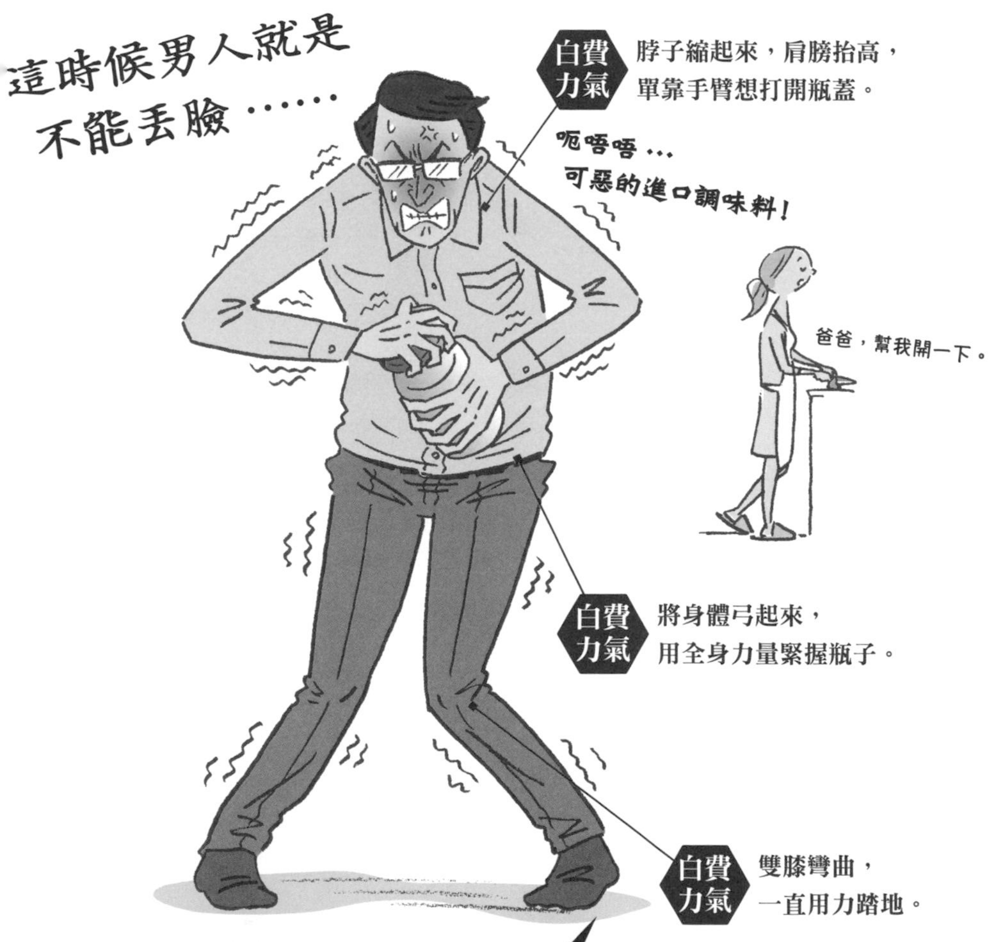
這時候男人就是
不能丟臉……
白費力氣
脖子縮起來，肩膀抬高，
單靠手臂想打開瓶蓋。
呃唔唔…
可惡的進口調味料！
爸爸，幫我開一下。
白費力氣
將身體弓起來，
用全身力量緊握瓶子。
白費力氣
雙膝彎曲，
一直用力踏地。

瓶蓋緊到超出握力的極限……

日本製產品通常已有改善了，但是進口產品偶爾還是會出現瓶蓋很難打開的情形。有時候使出全身的握力，還是會打不開。這時候大部分都是因為注意力只放在身體前方的臂力上，並沒有妥善發揮全身的力量。

這樣做才輕鬆！

利用下半身的力量，用「小指」開瓶蓋！

1 保持基本姿勢，想像自己的重量落在腳掌處

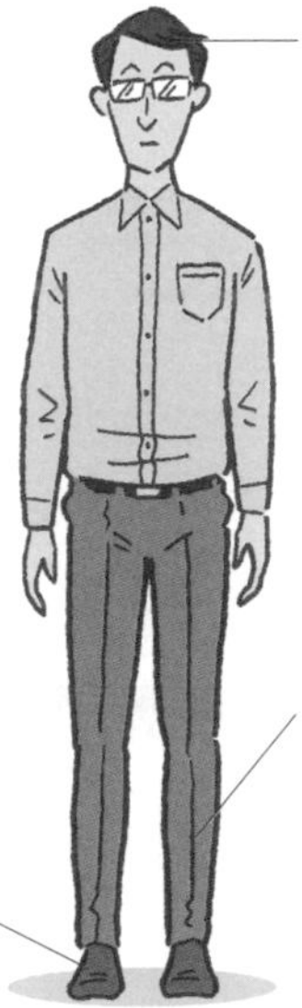
頭部放輕鬆
（P63）！
不要用力踏地。
感覺自己的重量落在腳掌處！

2 讓力量從腳掌傳達至肩胛骨、小指

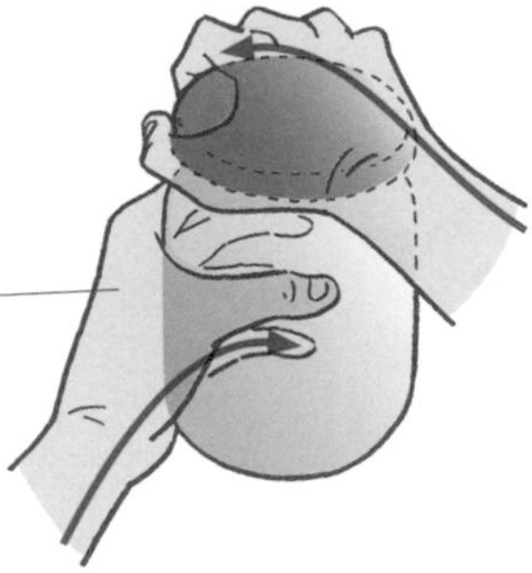
雙手一起
轉向內側！

重點提醒！

保持頭部放輕鬆的姿勢，以便力量傳達。想像自己的重量落在腳掌處，但是不能用力踏地。打開瓶蓋時，雙手要一起轉向內側，所以要將力量傳達至肩胛骨與小指的方向。像是在利用肩胛骨使力一樣，就能輕鬆轉動瓶蓋了。

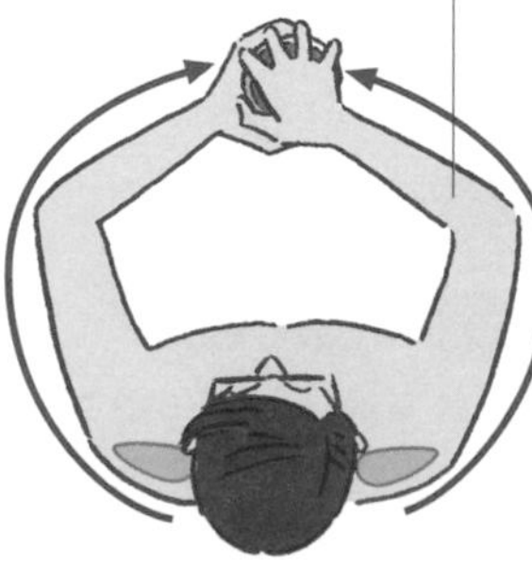
就像打開大門（P82）一樣，力量要從腳底傳達上來，再和擦窗（P84）一樣，將力量傳達至肩胛骨&小指側就行了！

晾衣服時從底下鑽過來

場景 衣服晾在室內，得從門邊或窗邊經過時

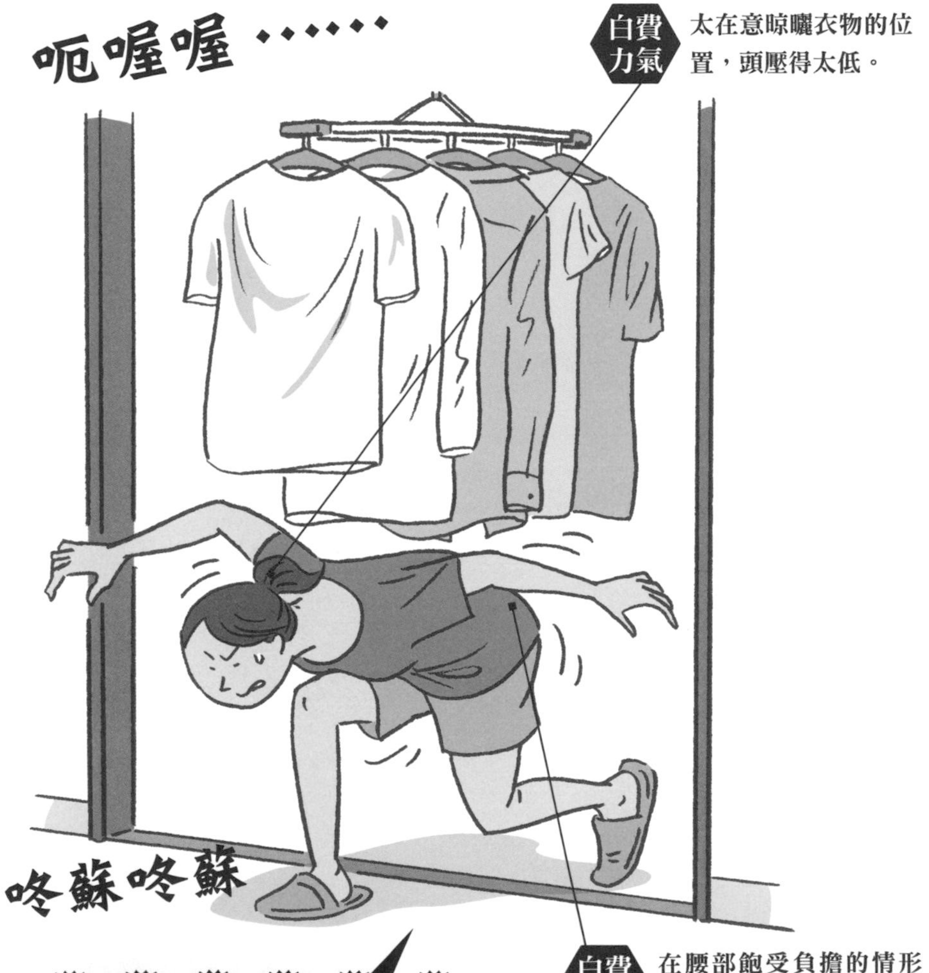
呃喔喔……
白費力氣
太在意晾曬衣物的位置，頭壓得太低。
咚蘇咚蘇
白費力氣
在腰部飽受負擔的情形下，勉強走過去。

衣服晾在室內就得面臨考驗……

不想扯到晾曬衣物於是過於小心，用盡全力將身體縮起來。在壓迫到關節，並造成腰部負擔的狀態下勉強走過去，因此得耗費超乎想像的肌力。於是須一鼓作氣，接受相當程度的考驗。

這樣做才輕鬆！

查看空間，側向鑽過去！

1 查看空間，面對晾曬衣物側向站著

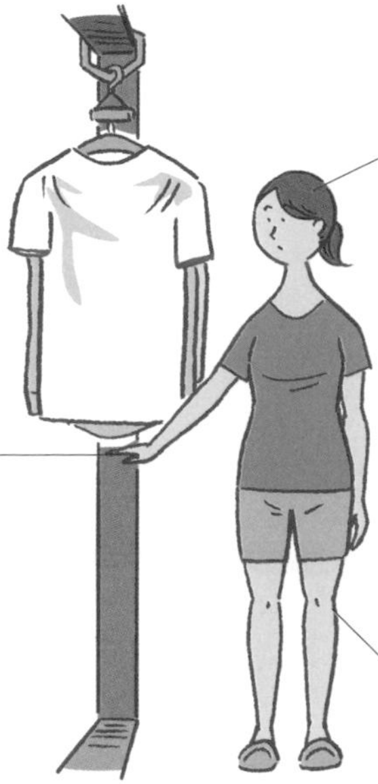

2 運用梨狀肌，一邊向下移動一邊鑽過去

一邊向下移動，一邊踏出一步鑽到晾曬衣物的另一邊去！
別小看我！
不要彎腰，而是將梨狀肌（P51）彎曲後將臀部向後頂出去！

重點提醒！

查看高度與空間，避免碰到晾曬衣物，並面對著晾曬衣物側向站好。保持頭部放輕鬆的姿勢以便活動，接著再往側邊踏出一步，同時彎曲梨狀肌，使身體往下移動。由於頭部至坐骨保持一直線的狀態，所以腰部就不會感到負擔。

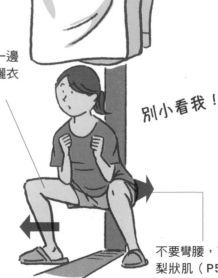

用吸塵器吸地板

場景 打掃家裡、使用吸力弱或重量重的吸塵器時

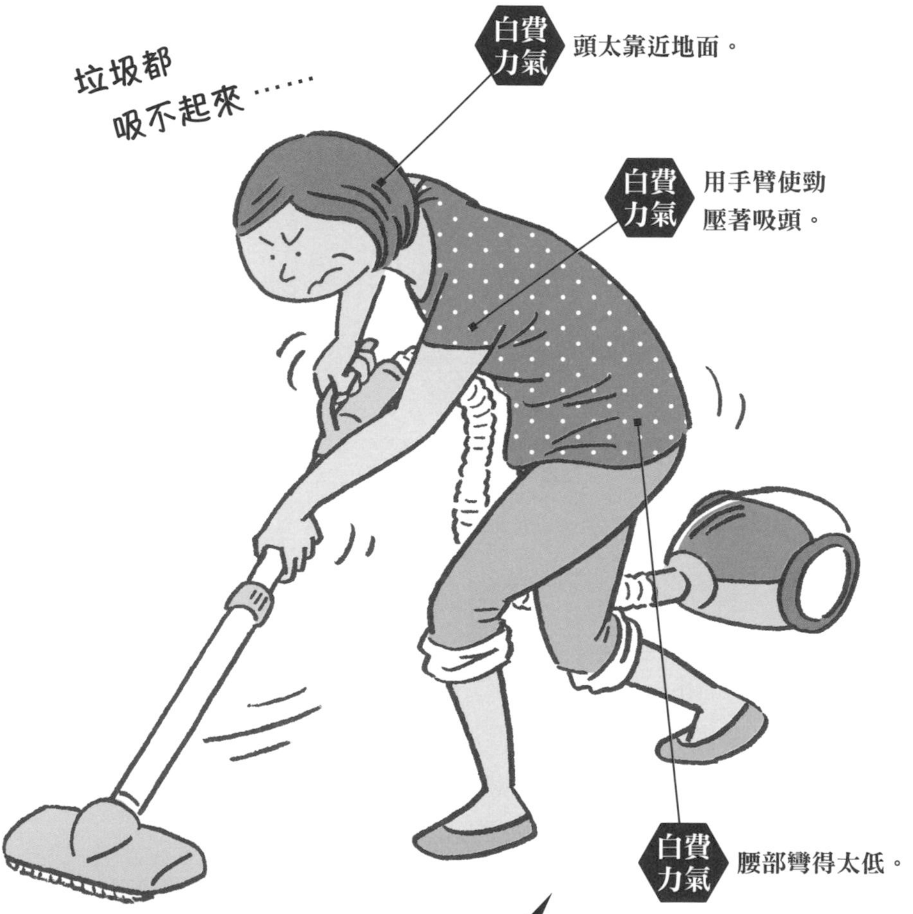
垃圾都
吸不起來……
白費力氣
頭太靠近地面。
白費力氣
用手臂使勁
壓著吸頭。
白費力氣
腰部彎得太低。

使勁全力想要吸得更乾淨……

使用吸力減弱的吸塵器時，時常會低頭用力將吸頭壓著地板。這樣對腰部的負擔很大，而且以為身體用力壓吸頭就能吸得更乾淨，事後往往會讓人筋疲力盡。

這樣做才輕鬆！

不靠臂力，利用身體重量前後移動！

1 調整成基本姿勢

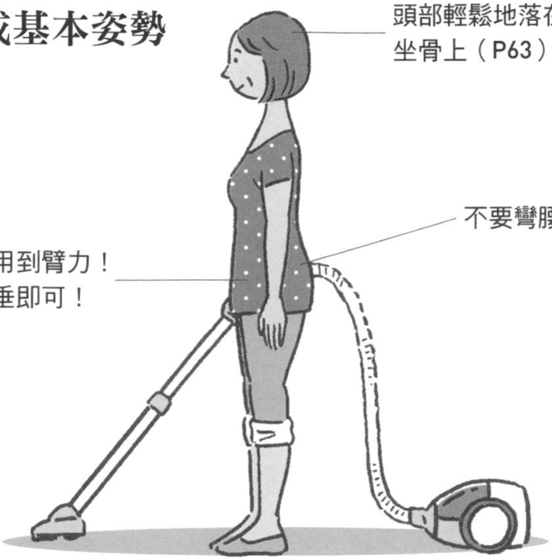
頭部輕鬆地落在坐骨上（P63）！
不要彎腰。
不需要用到臂力！手臂下垂即可！

2 單純利用身體重量前後移動

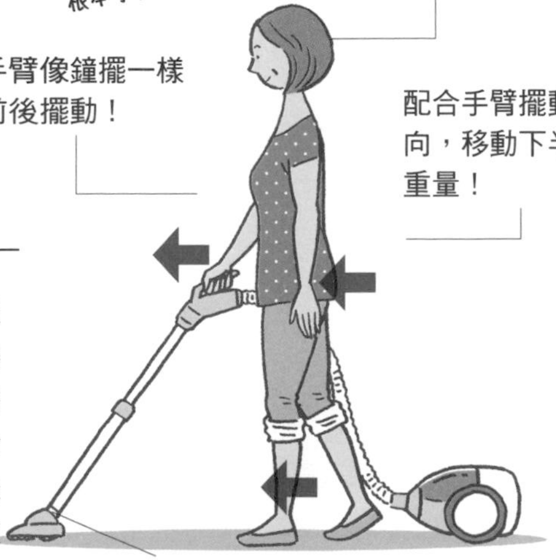
不用低頭，只要視線朝下看！
根本不需要出力呢……
手臂像鐘擺一樣前後擺動！
配合手臂擺動的方向，移動下半身的重量！
因為壓得再用力，吸力也不會變得更強！

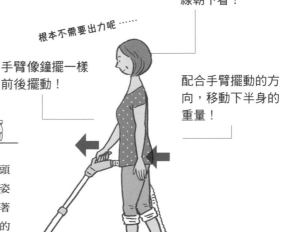

重點提醒！

相信新型吸塵器的吸力，保持頭部放輕鬆的姿勢，並以這種姿勢讓手臂像鐘擺一樣前後擺動，接著配合手臂，雙腳一前一後移動身體的重量，全身都不需要使力。直立式吸塵器也可參考相同作法，這樣就能輕鬆吸地了。

跨進浴缸

場景 入浴時、工作及運動後

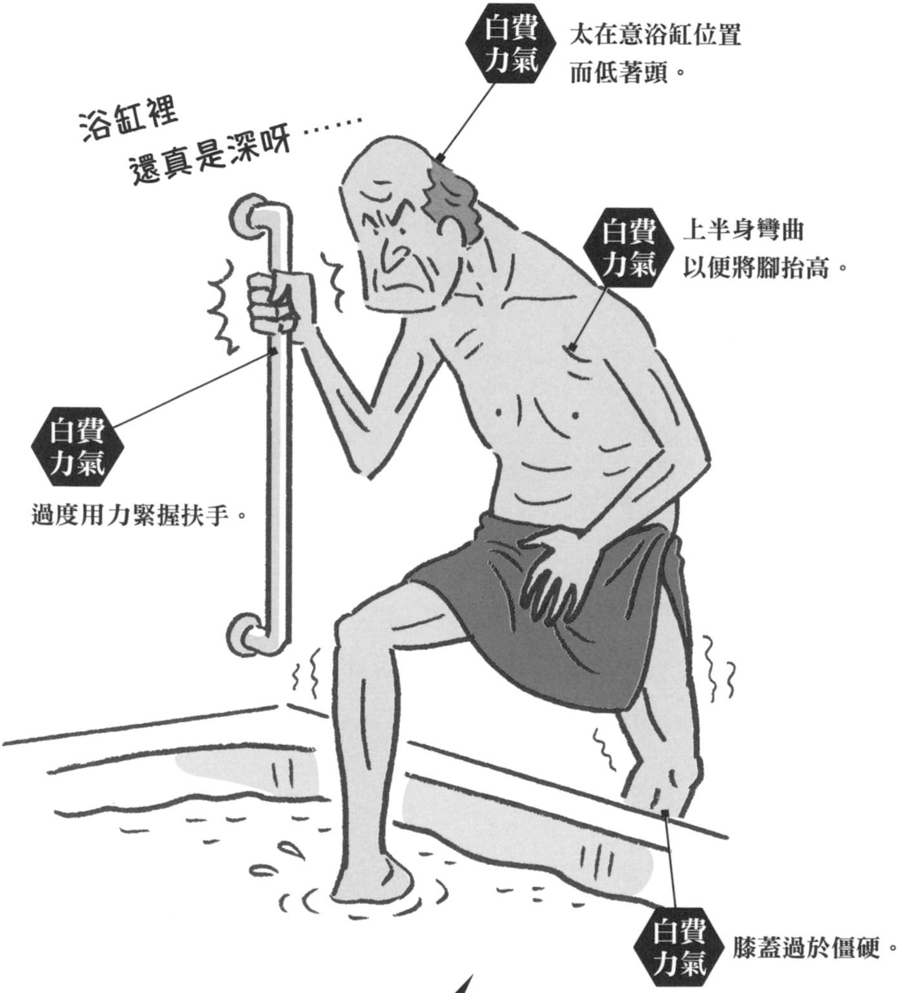
白費力氣
太在意浴缸位置
而低著頭。
浴缸裡
還真是深呀……
白費力氣
上半身彎曲
以便將腳抬高。
白費力氣
過度用力緊握扶手。
白費力氣
膝蓋過於僵硬。

浴缸過高且深，造成不便

太在意浴缸的高度，容易在腳抬高時低頭彎腰。而且浴缸內側很深，所以用來支撐身體的那隻腳負擔會變大。身體太用力以致於全身綁手綁腳，動作僵硬，使人加倍吃力！

這樣做才輕鬆！

膝蓋彎曲就容易跨進浴缸裡！

1 調整基本姿勢，適度將跨進去的那隻腳抬高

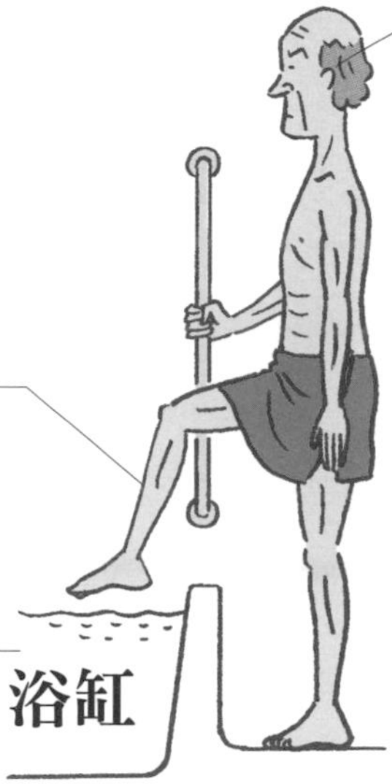
不要看向浴缸，
頭部放輕鬆
（P63）！
適度將腳抬高！
內側較深
浴缸

2 用來支撐身體的那隻腳彎曲後跨進浴缸

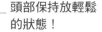

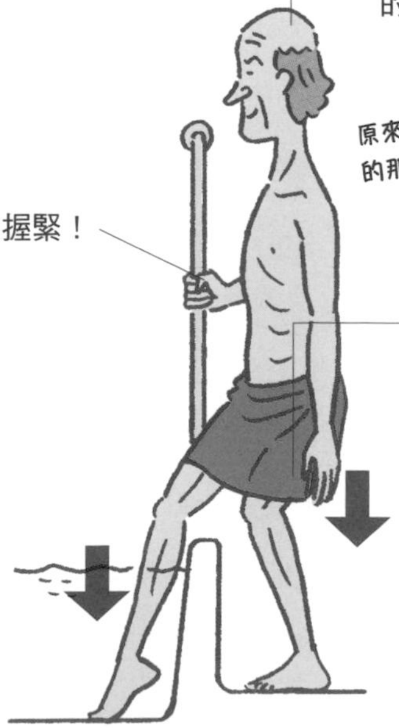
頭部保持放輕鬆
的狀態！
原來支撐身體
的那隻腳要彎曲呀！
不要用力握緊！
支撐身體的那
隻腳，膝蓋要
彎曲，才容易
跨進浴缸裡！

重點提醒！

跨進浴缸時，基本上都是雙腳在做動作，所以要提醒自己此時並不會活動到頭部。先保持頭部輕鬆的姿勢，再將腳適度抬高後跨進去。浴缸內較深的時候，只須將支撐身體的那隻腳彎曲，高度就會降低。請記住，這時候也能彎曲膝蓋。

寫給在運動會跌個四腳朝天的父親們

父母參加孩子學校運動會，賣力奔馳時跌個四腳朝天的情景，相信大家屢見不鮮。一般人都會認為，「跌倒是因為身體靈活度比不上從前的關係」，事實上又是如何呢？

其實一個月沒做運動的話，身體就會忘記那種感覺。這裡所謂的「忘記」，是指「身體不熟練」的意思。所以想當然爾，大腦會忘記年輕時候絕佳狀態的運動表現，因為這個緣故，身體才會跟不上而跌倒。

究竟該怎麼做，才不會跌個四腳朝天呢？答案很簡單，只要練習方式適合現在的運動能力就行了。

如果沒辦法發揮 100%的最佳表現，那就從 50%的表現慢慢找回感覺即可。舉例來說，想要了解腳能抬得多高時，可利用樓梯看看自己的腳能抬高到幾階，以確認關節的可動域。接著是節奏感，即便你腦海中一直想著快節奏，若是身體無法準確反應的話，就會跌個四腳朝天，所以請試著將大腿輪流抬高，檢查一下自己能用多快的速度活動。

心肺功能比肌力衰退得更快，對心肺功能沒自信的人，請盡全力持續跳躍 30 秒的時間，看看自己現在的體力如何。只要重覆幾回合的跳躍測試，你將發現每次測試結果都會明顯不同。

總而言之，只要你超過幾年沒做某項運動，就不可能維持在最佳狀態。與其跌倒受傷，倒不如事前確認一下自己現在的身體狀態如何，做好準備，用最適合這項運動的強度活動身體，這才是最重要的事。

第3章

讓外出時吃力的動作變「輕鬆」

不想外出時「很吃力」，同樣要記住四大原則！

外出時，很多動作都會很吃力。

尤其行動範圍比在家時多很多，**吃力動作相對五花八門，所以負擔大的動作也會增加**。

諸如上下樓梯，提著沉重的購物袋，還有走在容易滑倒的雪地上，這些動作都會**讓人覺得「很吃力」，卻又不得不去面對，只能默默承受的動作實在是數之不盡**。

上一章已列舉出在家裡會出現的吃力動作，本章將為大家介紹一些外出時會出現的吃力動作。

想讓這些吃力動作變輕鬆，和居家動作一樣，同樣要記住四大原則。**「坐骨位於髖骨之間」**、**「使脊椎位在腹部正中央」**、**「使頸椎位在吞嚥處正後方」**、**「使頭部輕鬆落在脊椎上方」**這四大原則，是所有動作通用的重點，所以大家要好好記在心上。

有些日常的吃力動作，會讓人感到很絕望。其實只要能解決無意識下白費力氣的情形，學會不會讓身體疲勞的動作，行動範圍不但會擴大，相信你的生活也將更加多姿多彩。

讓日常生活變輕鬆的四大基本原則

基本原則 1 坐骨位於髖骨之間

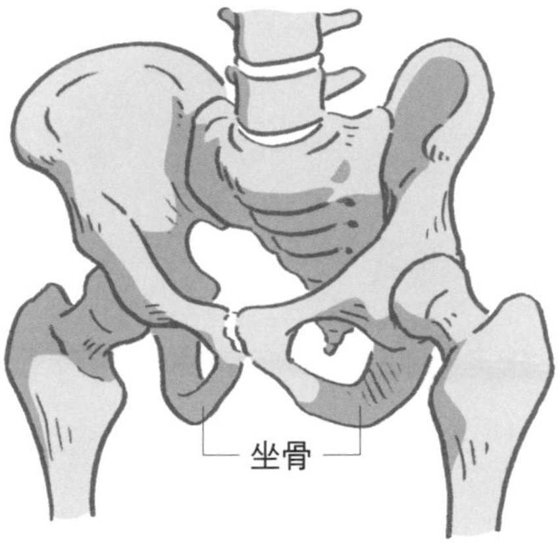

☞ P60

基本原則 2 使脊椎位在腹部正中央

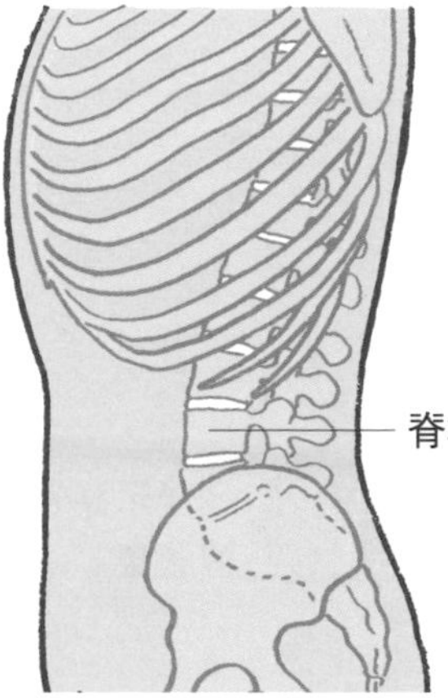

☞ P61

基本原則 3 使頸椎位在吞嚥處正後方

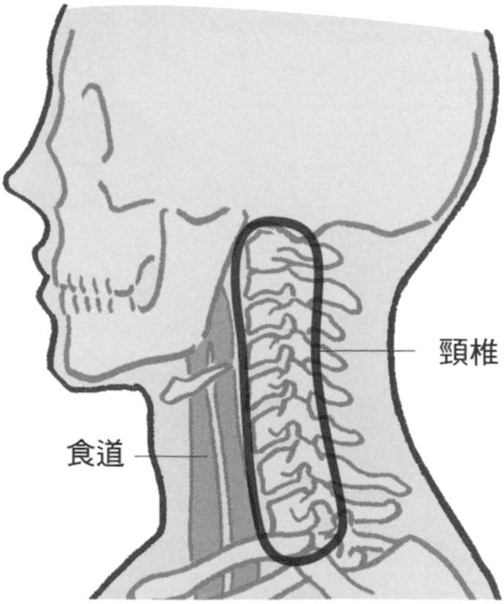

☞ P62

基本原則 4 使頭部輕鬆落在脊椎上方

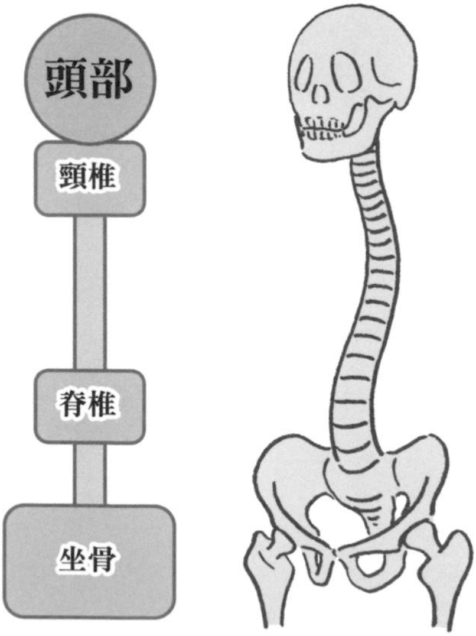

☞ P63

爬樓梯

場景 上班途中、手扶梯或電梯點檢時

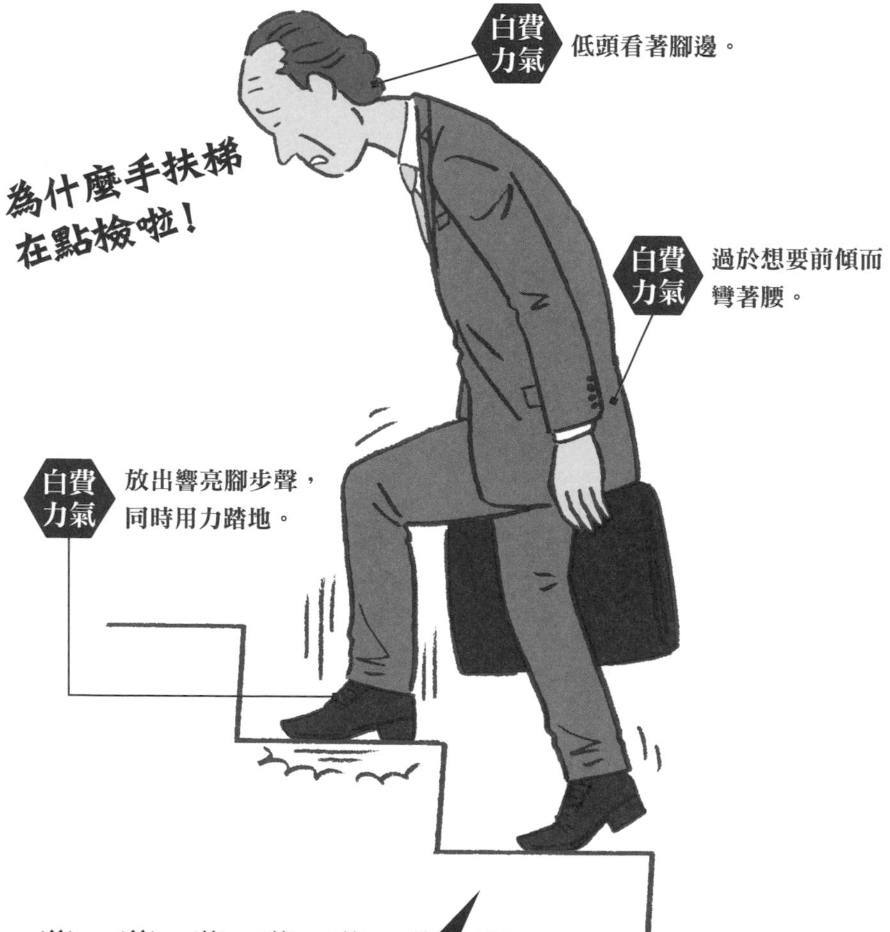
白費力氣
低頭看著腳邊。
為什麼手扶梯在點檢啦！
白費力氣
過於想要前傾而彎著腰。
白費力氣
放出響亮腳步聲，同時用力踏地。

爬完樓梯後嚴重上氣不接下氣……

爬樓梯時，身體移動方向應為斜上方，但是多數人都會看著腳邊，將注意力朝下。爬樓梯時若將腳往下踏，會和力量行進方向產生出入，身體會感覺像醃漬用重石一樣沉重。

這樣做才輕鬆！

不往下看！要看著往上幾階的樓梯！

1 調整基本姿勢，頭部放輕鬆

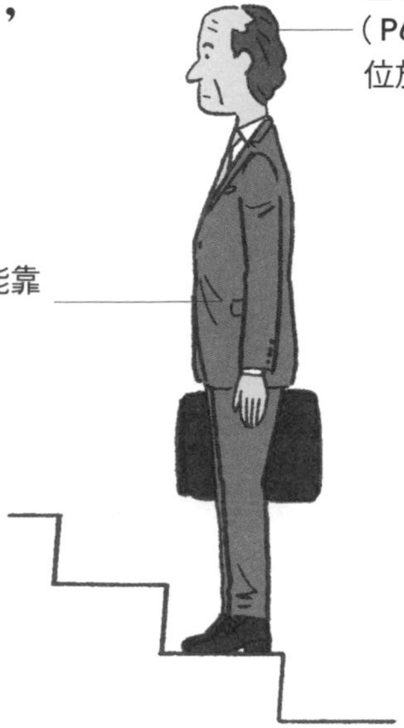
呈現頭部放輕鬆的姿勢（P63），讓往下看的頭部位於正確位置！
看似前傾的腰部也能靠坐骨調整成一直線！

2 看著目的地（往上幾階的樓梯）

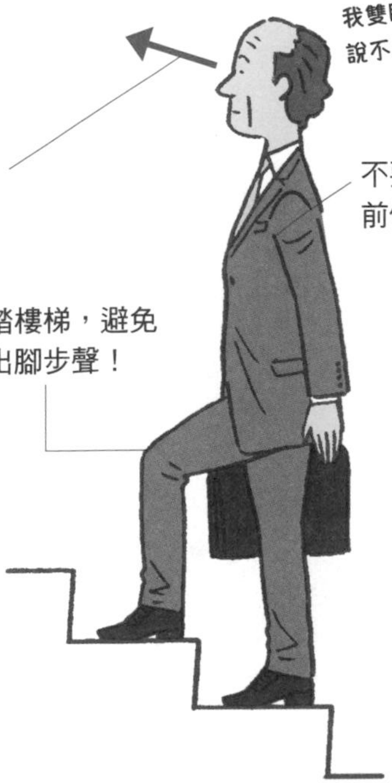
我雙眼正在凝視的說不定是希望……
下巴稍微抬高，視線朝向目標中幾階高的樓梯！
不要刻意前傾！
輕踏樓梯，避免發出腳步聲！

重點提醒！

站立時，須呈現頭部輕鬆落在坐骨上方的姿勢。接著稍微將下巴抬高，視線朝向目的地的方向，也就是幾階高的樓梯處。然後感覺像是將身體的軸心移至目的地一樣，只須爬上樓梯，避免發出腳步聲。只要注意力不要往下看，相信就會感到很輕鬆。

下樓梯

場景 上班途中、手扶梯或電梯點檢時

怎麼
還在點檢啦！
白費力氣
頭壓得太低。
白費力氣
身體一直前傾。
白費力氣
腳步聲太響亮。
大腿承受巨大衝擊力

想往斜下方移動，但是想往下走的意識過強，使雙腳承受的衝擊力倍增。明明是腳在下樓梯，卻低著頭且「愈來愈往下」，導致身體得承受超出體重的負擔。腳步聲響亮，就是負擔很大的徵兆。

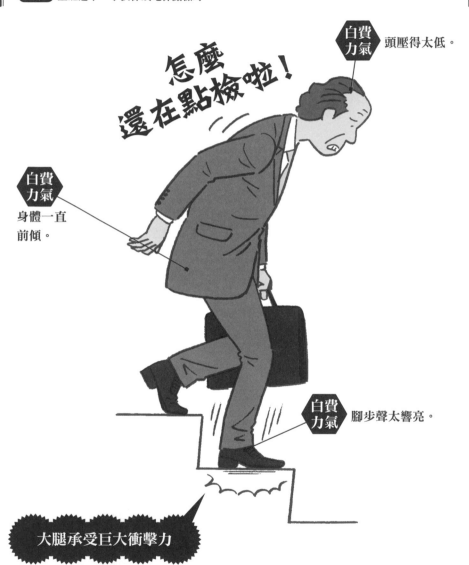

這樣做才輕鬆！

看著往下幾階的樓梯，放輕腳步往下走！

1 保持頭部放輕鬆的基本姿勢，看著目的地（往下幾階的樓梯）

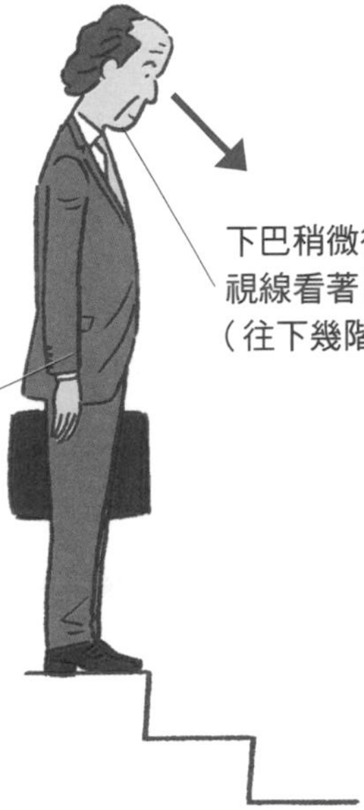
下巴稍微往內縮，
視線看著目的地
（往下幾階的樓梯）！
保持頭部放輕鬆的姿勢
（P63），不要前傾！

2 後腳膝蓋彎曲，拉近相差高度再放輕腳步往下走！

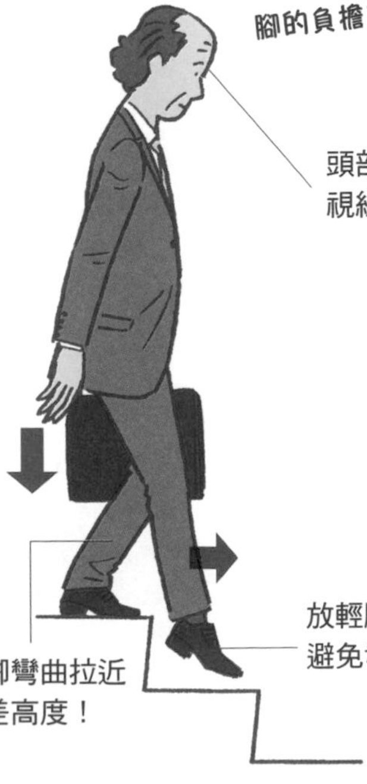
腳的負擔變小了！
頭部的位置與
視線保持不變！
放輕腳步往下走
避免發出腳步聲！
後腳彎曲拉近
落差高度！

重 點 提 醒！

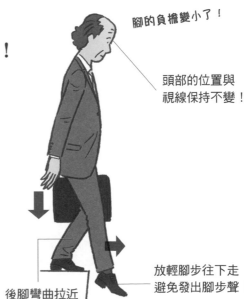

保持頭部輕鬆落在坐骨上方的姿勢，不要前傾，自然地站著。下樓梯時，力量過於往下的話，負擔會變大，所以不能前傾，只須將視線看向往下幾階的樓梯即可。樓梯落差較大的時候，將支撐身體的那隻腳彎曲就能降低高度，所以將腳輕輕地放下來就能下樓梯了。

在路上綁鞋帶

場景　在路上鞋帶鬆開時

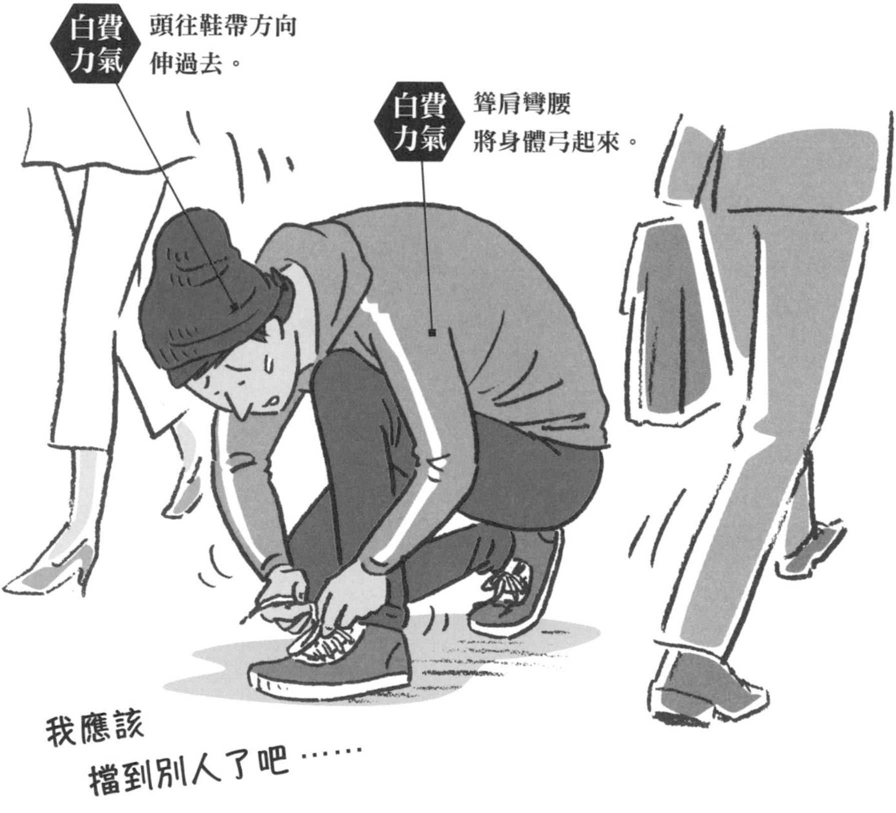

白費力氣
頭往鞋帶方向伸過去。
白費力氣
聳肩彎腰將身體弓起來。
我應該擋到別人了吧……

怎麼會在這時候鞋帶鬆了……

當鞋帶在人來人往的地方鬆掉，不得不蹲下來重綁時，心裡會感到焦躁且充滿罪惡感。太在意綁鞋帶的事，於是低頭聳肩又彎著腰，整個人弓成一團，導致腰部吃力到難以忽視的地步。

這樣做才輕鬆！

運用梨狀肌優雅綁鞋帶！

1 保持頭部放輕鬆的姿勢蹲下來

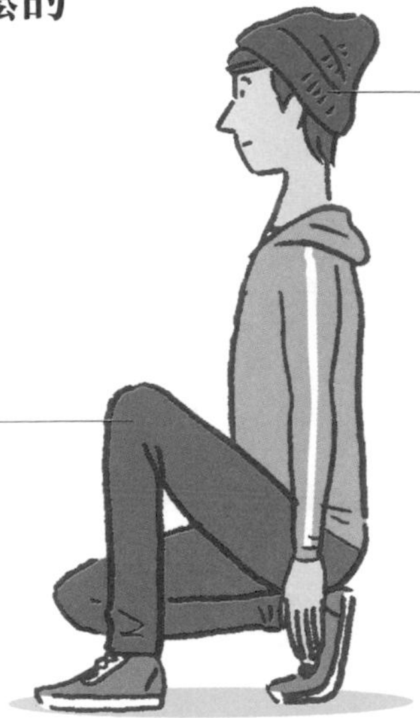

保持頭部輕鬆地落在坐骨上方的姿勢（P63）蹲下來！
不要前傾！

2 適度運用梨狀肌讓上半身前傾

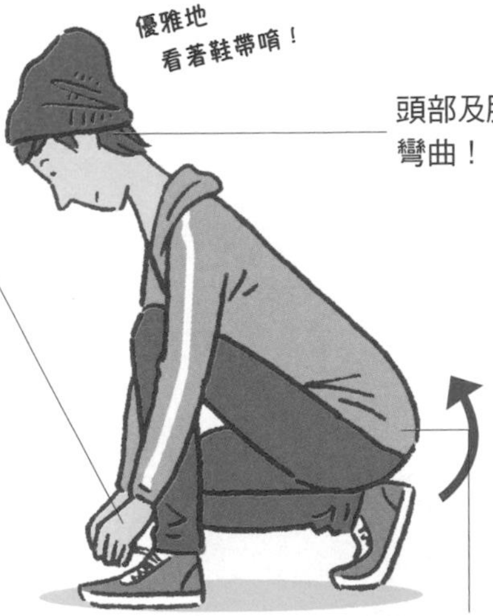

優雅地
看著鞋帶唷！
確認手碰得到的範圍！
頭部及脖子不必彎曲！
將梨狀肌（P51）彎曲後前傾！

重點提醒！

保持頭部放輕鬆的姿勢，試著將梨狀肌彎曲後再蹲下來。另外再稍微前傾至手能碰到鞋帶的程度，此時須彎曲梨狀肌，頭部至坐骨則維持同樣的距離。接著只要將下巴稍微內縮，視線看向鞋帶方向，就不會對腰部造成負擔了。

提著沉重的購物袋

場景 採購晚餐食材，還有提著大大的旅行袋時也一樣

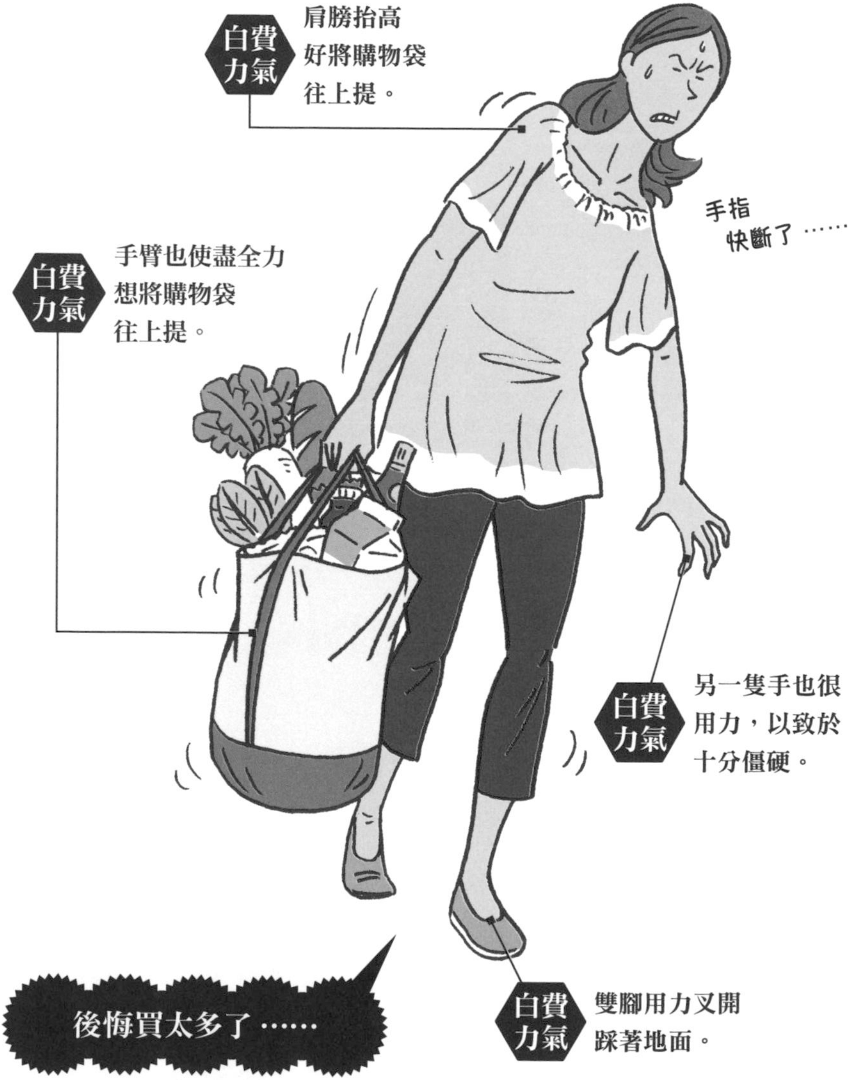
白費力氣
肩膀抬高
好將購物袋
往上提。
手指
快斷了……
白費力氣
手臂也使盡全力
想將購物袋
往上提。
白費力氣
另一隻手也很
用力，以致於
十分僵硬。
後悔買太多了……
白費力氣
雙腳用力叉開
踩著地面。

買上癮了，結果購物袋超乎想像地重，使得手臂得使勁全力提著購物袋走回家，以致於聳著肩膀、歪著身體，全身都在用力。雙腳也用力叉開，難受到很後悔東西買這麼多。

這樣做才輕鬆！

靠「胸部」將物品吊起來！

1 調整基本姿勢，頭部放輕鬆

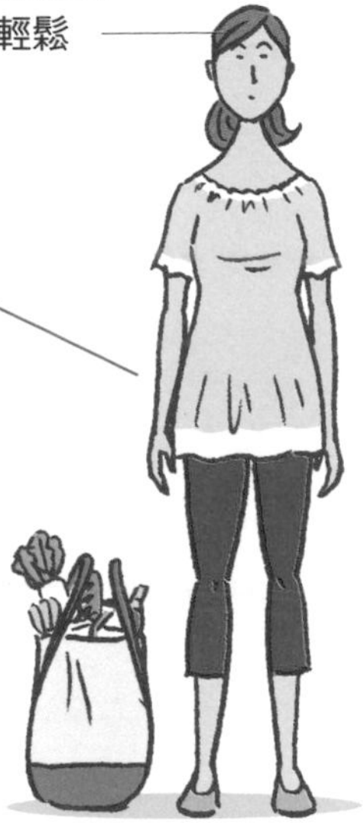

頭部輕鬆地落在坐骨上方，放輕鬆（P63）！

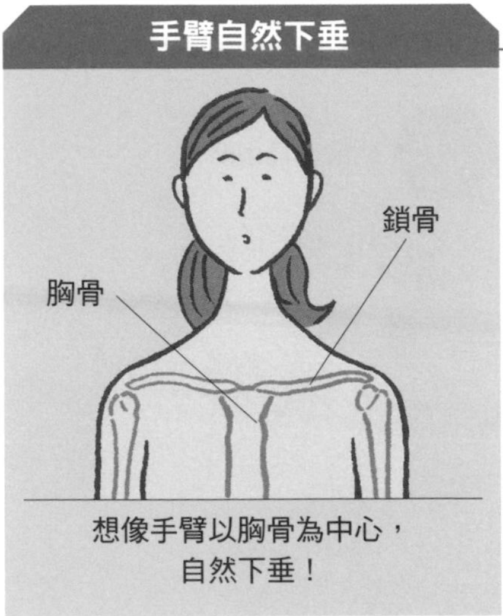

手臂自然下垂
鎖骨
胸骨
想像手臂以胸骨為中心，自然下垂！

2 感覺用胸骨吊起來一樣

購物袋雖然很重……但是手臂好像不會覺得累
重量落在胸骨位置，再靠正中央脊椎的強大力量來支撐！
只需要使力抓著購物袋把手！
不需要用到手臂的力量！

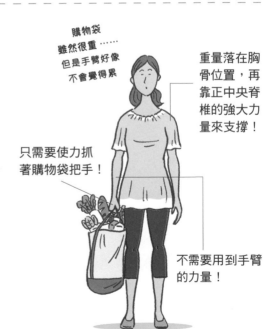

重點提醒！

摒棄用臂力抬高的習慣，保持頭部放輕鬆的姿勢。手臂和胸骨連接在一起，因此要想像有條線連著胸骨，手則像掛勾一樣抓著購物袋。使重量落在胸骨上，用脊椎（身體的軸心）的強大力量支撐，就會覺得很輕鬆了！

看電影時久坐

場景 上電影院觀賞長達二小時三十分鐘的巨作時

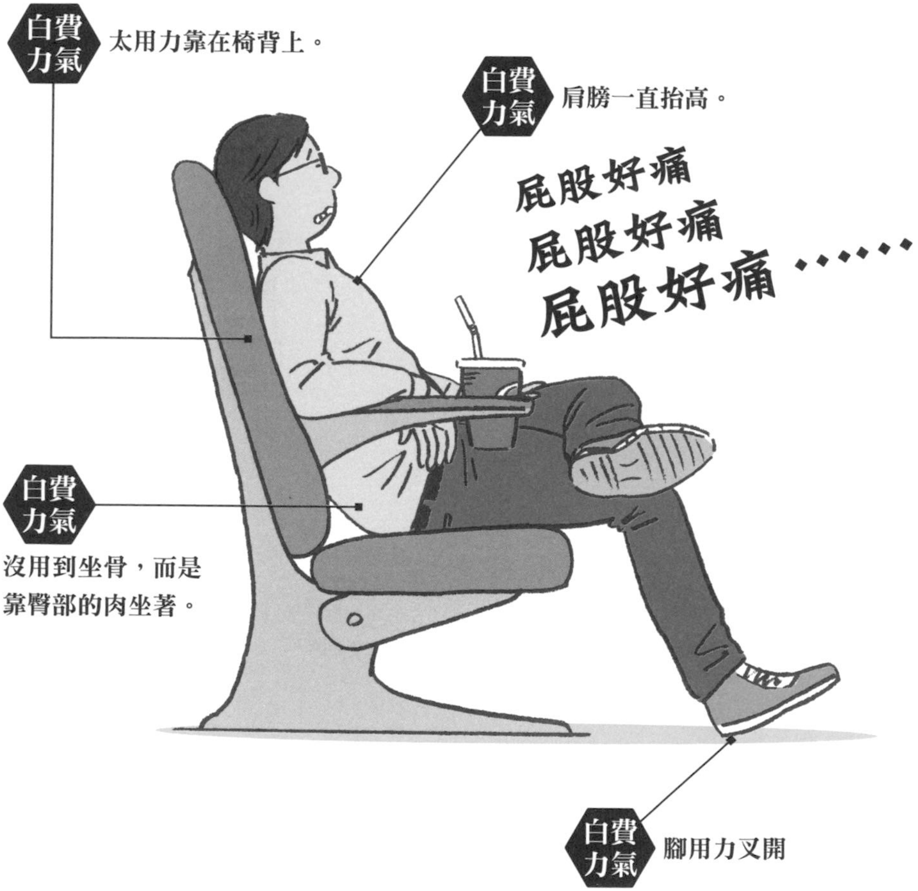

不管如何調整姿勢，屁股還是很痛……

上電影院長時間一直坐著的時候，多數人都會太用力往椅背上壓。此時得靠臀部肌肉來支撐，臀部才不會往下滑，以致於壓迫力道太大，造成臀部疼痛。而且全身弓起來的姿勢會壓迫到內臟，長時間下來會讓身體感覺壓力很大。

這樣做才輕鬆!

用坐骨坐著，不用力壓椅背！

1 坐骨緊靠在座位最後方

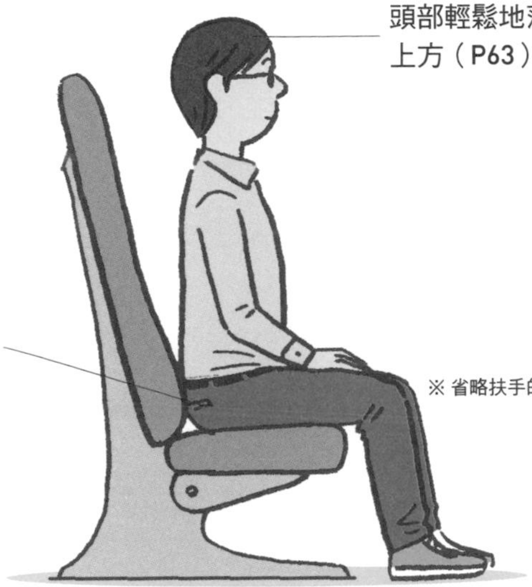
頭部輕鬆地落在坐骨上方（P63）！
坐骨位於髖骨之間，所以須緊靠在座位最後方，靠坐骨坐在椅子上！
※ 省略扶手的部分。

2 不要壓著椅背，而是靠在椅背上

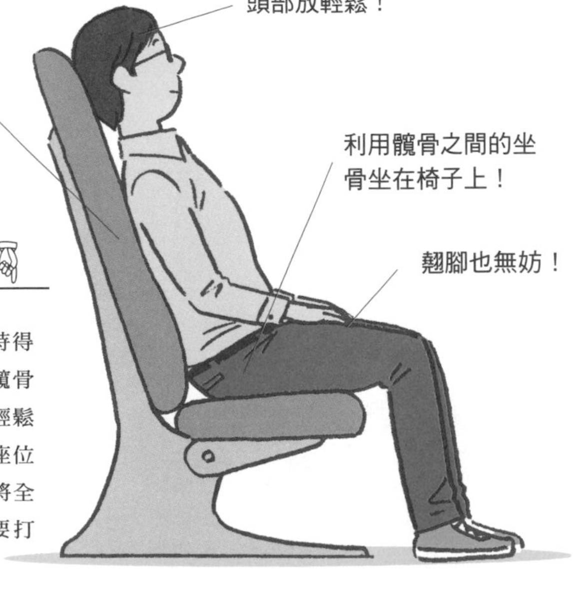
頭部放輕鬆！
不是往椅背上壓，而是將全身重量靠在椅背上！
利用髖骨之間的坐骨坐在椅子上！
翹腳也無妨！

重點提醒！

臀部的肉並非座墊。坐下時得先提醒自己，應用位於髖骨之間的坐骨坐在椅子上。頭部輕鬆地落於坐骨上方，坐骨緊靠在座位最後方。不要壓著椅背，而是將全身重量靠在椅背上，胸部也要打開，以免妨礙呼吸。

看演唱會時久站

場景 包含參加演唱會或音樂會、站著工作等等

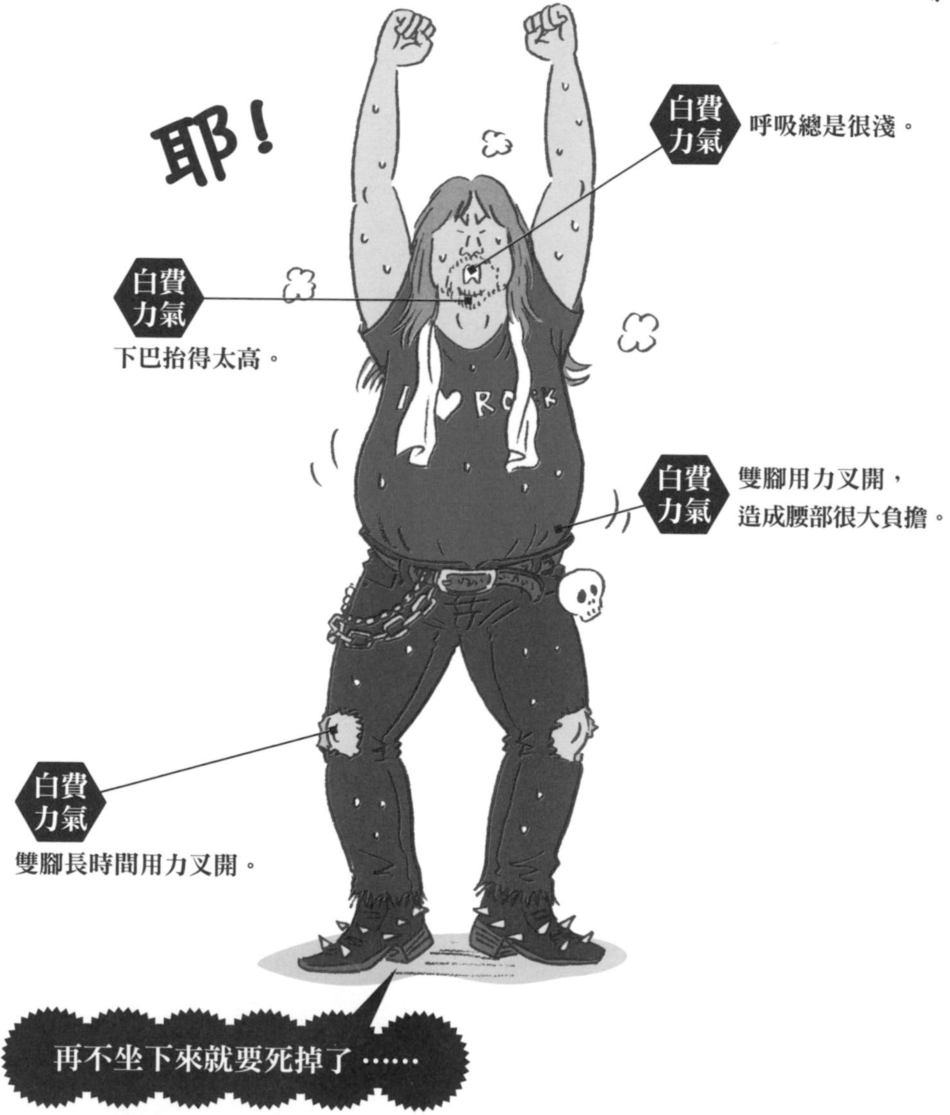

耶！
白費力氣
呼吸總是很淺。
白費力氣
下巴抬得太高。
I ♥ ROCK
白費力氣
雙腳用力叉開，
造成腰部很大負擔。
白費力氣
雙腳長時間用力叉開。

再不坐下來就要死掉了……

長時間站著的時候，通常會出現雙腳一直用力叉開的傾向。注意力會往下，造成腰部很大負擔，流竄至下半身的血液難以回流，導致疲勞不斷累積。再加上會在無意識下呼吸變淺，所以氧氣循環會變差，使人容易感到疲勞。

這樣做才輕鬆！

用深呼吸 & 腳尖站立讓身體重開機！

1 保持頭部放輕鬆的基本姿勢，呼吸不能中斷

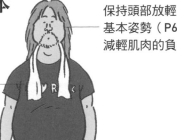

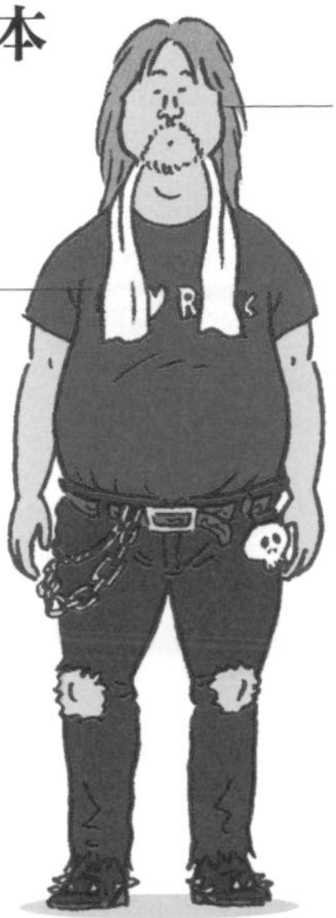
保持頭部放輕鬆的基本姿勢（P63），減輕肌肉的負擔！
想要持久，就不能缺少氧氣！ 累了就靠深呼吸（P39）讓身體重開機！

2 活動小腿肚

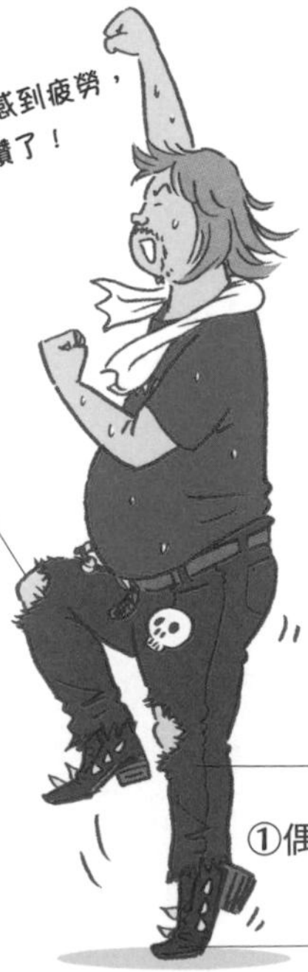
完全不會感到疲勞，太讚了！
②偶爾踏踏步！
為了讓下半身的血液回流到上半身，得靠①和②活動一下小腿肚的肌肉！
①偶爾用腳尖站著！

重點提醒！

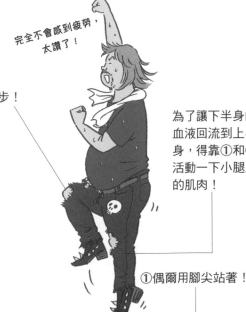

調整成頭部放輕鬆的姿勢，以免腰部疼痛。接著用鼻子深呼吸，以免氧氣無法持續供給，基本上只要完成這幾個步驟，身體就會變得很輕鬆。此外再不時活動一下小腿肚的肌肉，例如腳尖站立或是雙腳踏步，藉由幫浦作用促進血液循環。

搭捷運時站著左搖右晃

場景　通勤時、回家時搭捷運移動等等

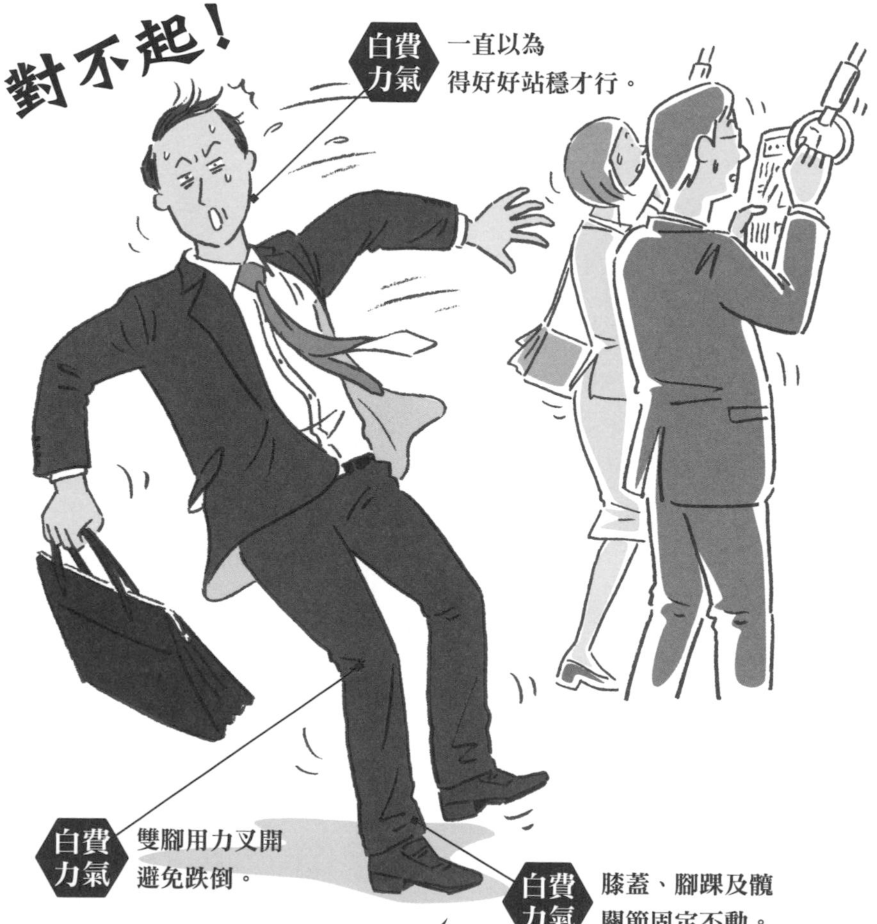

對不起！
白費力氣　一直以為得好好站穩才行。
白費力氣　雙腳用力叉開避免跌倒。
白費力氣　膝蓋、腳踝及髖關節固定不動。

雙腳用力叉開還是站不穩……

搭捷運拉不到吊環，是很折騰人的一件事，這時候想要好好站穩而將雙腳用力叉開的話，反而會出現反效果。除了腳踝、膝蓋、髖關節之外，包含上半身也會變得很僵硬，無法發揮身體的柔軟度保持平衡。

這樣做才輕鬆！

雙腳不要用力叉開，讓身體自然搖晃！

1 用基本姿勢輕鬆站好

人類的身體構造，原本就是設計用來活動的。

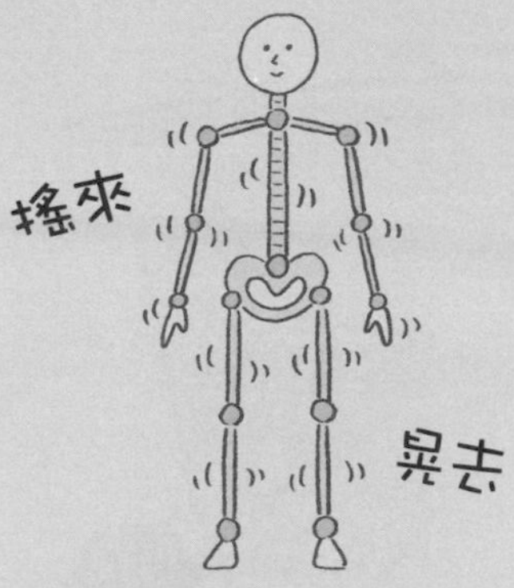
搖來
晃去

讓身體固定或靜止反而很難，關節放鬆身體才能穩定。

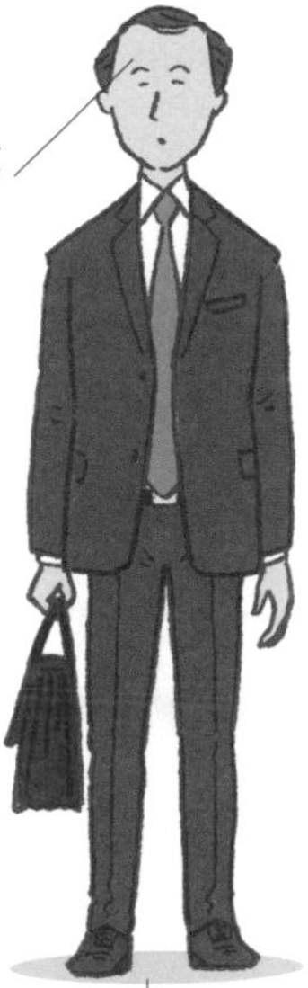
頭部輕鬆地落在坐骨上方。（P63）
腳底不要用力踏地！

捷運客滿時

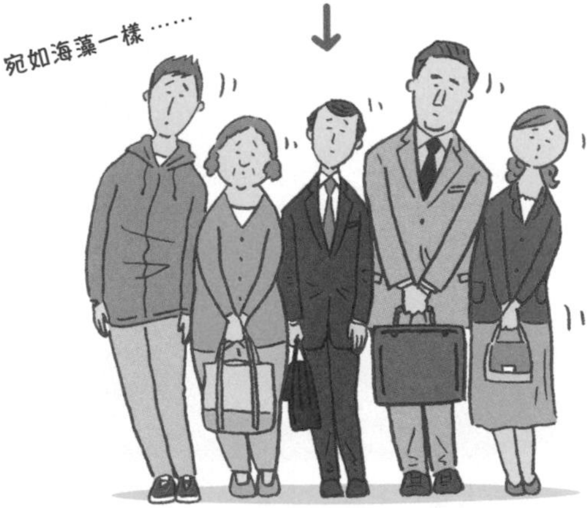
宛如海藻一樣……

順應壓力才站得穩！

重點提醒！

人類的關節本來就是設計用來活動的，所以當某處關節固定不動的話，全身將無法運動，導致平衡機能變差。保持頭部放輕鬆的姿勢，順應關節自動調節平衡的機能，反而才容易站得穩，捷運客滿時，同樣不能反抗壓力，身體才會輕鬆！

下車

場景 從轎車或計程車上下車時

天花板太低的地方很難活動……

下車時天花板太低，會感覺手腳很難伸展開來。擔心撞到天花板，於是低著頭還弓著腰，同時一邊移動身體想要站起來。由於是在關節受到壓迫的狀態下活動身體，所以倍感吃力。

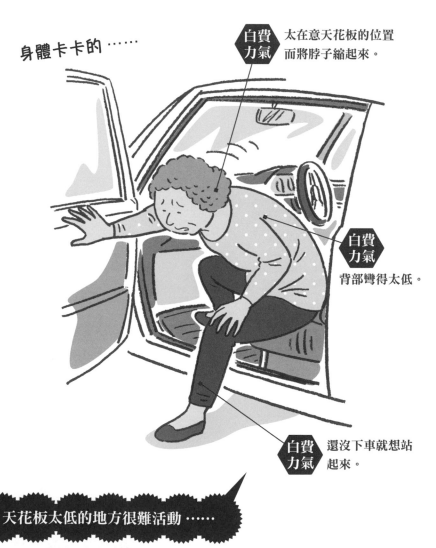

這樣做才輕鬆！

坐著讓腳先離開車子！

1 確認出入口的寬度

頭頂的空間還綽綽有餘！

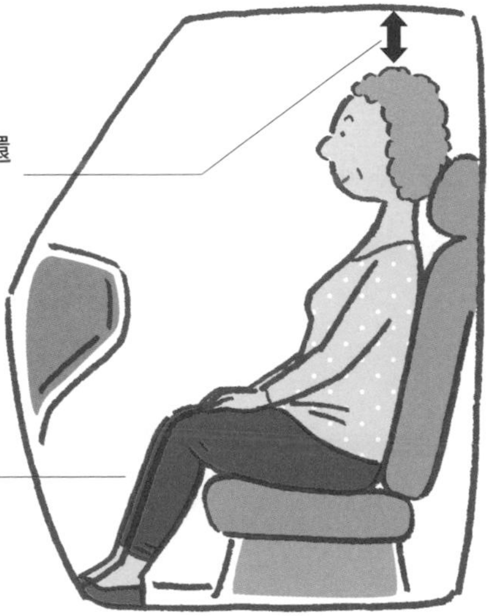

空間這麼大的話，根本不需要將身體縮起來！

2 讓坐骨朝向下車的方向，讓腳先離開車子

坐著直接讓身體轉向出口的方向，讓腳先下車！

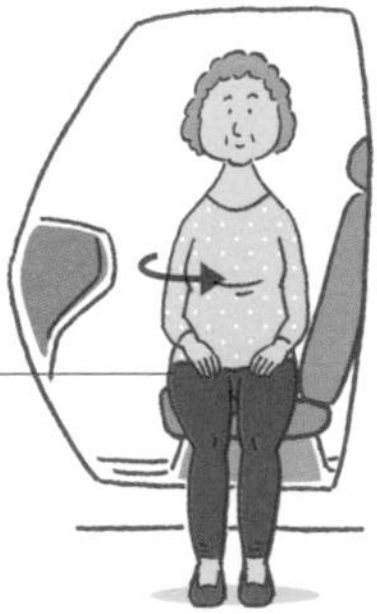

這樣就輕鬆多了！

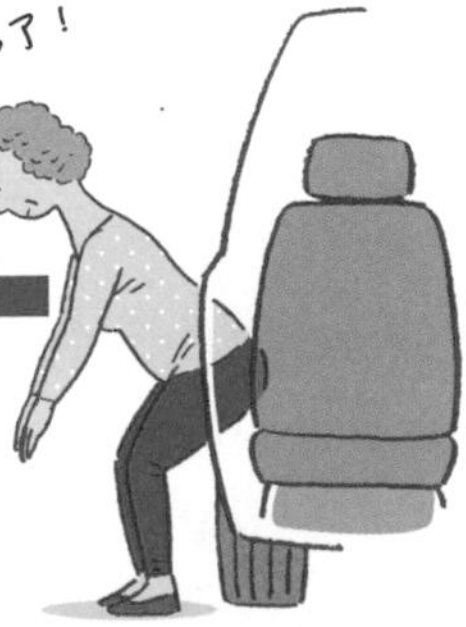

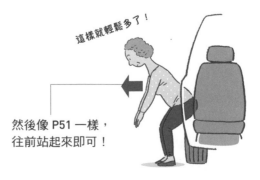

然後像 P51 一樣，往前站起來即可！

重點提醒！

正常坐在車子裡的話，頭頂至天花板的空間綽綽有餘。就是因為腳還沒下車就想站起來，頭才會撞到天花板，所以將動作分解後，再逐一完成下車的動作，身體就會感到很輕鬆。首先保持頭部落在坐骨上方的姿勢（P63），接著將坐骨朝向出口的方向，讓腳先離開車子，最後只要站起來就行了！

搭計程車時從內側座位下車

場景 從轎車或計程車上下車時

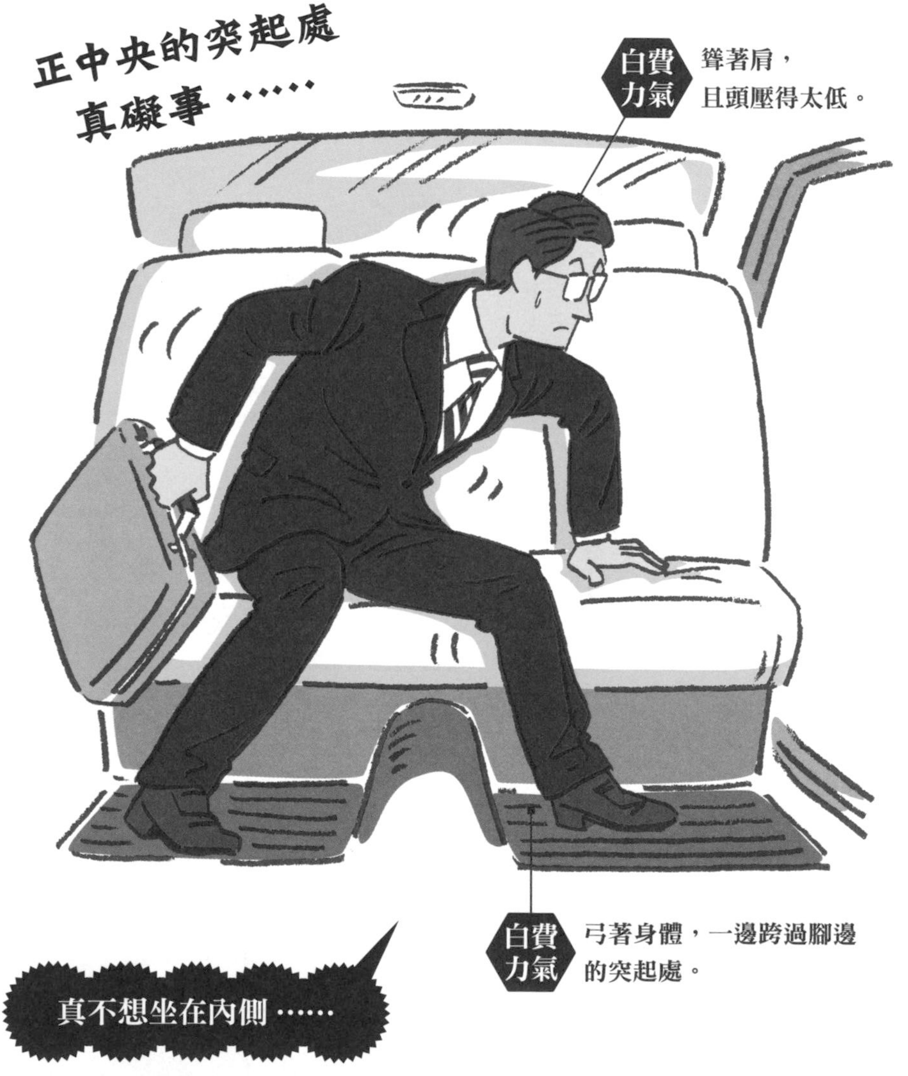
正中央的突起處
真礙事……
白費力氣
聳著肩，
且頭壓得太低。
白費力氣
弓著身體，一邊跨過腳邊的突起處。
真不想坐在內側……

搭計程車坐在內側時，要移動至出口處會十分吃力。必須小心撞到天花板，一面坐著移動，而且還得跨過車底正中央的突起處才行。非得縮著身體，讓關節在受壓迫的狀態下移動，負擔實在很大。

這樣做才輕鬆！

利用扭腰的動作往出口移動！

1 先將腳轉過來，再扭動坐骨，往靠近出口的座位移動

保持頭部放輕鬆的姿勢（P63），
利用扭腰的動作，先將雙腳往靠
近出口的座位移動！

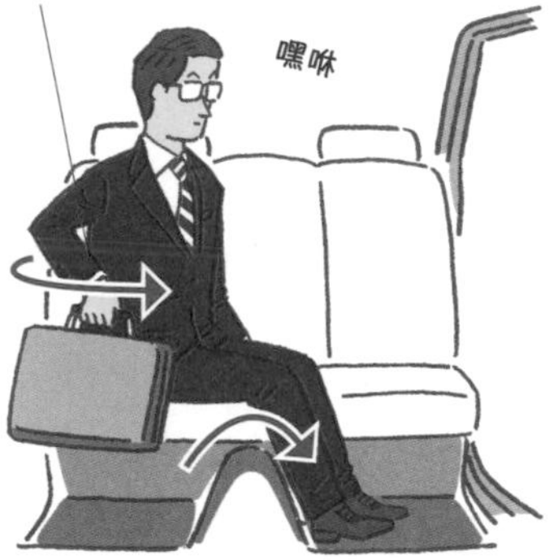

接著將臀部滑過去！

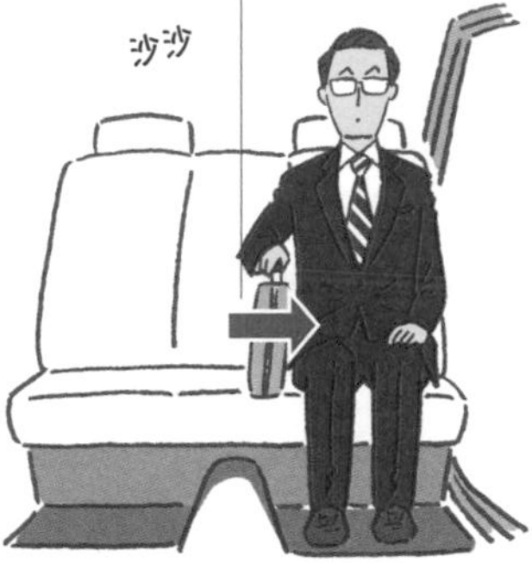

2 參考「從轎車上下車」的要領，依照相同作法下車

與 P121 一樣，
讓坐骨朝向出口，從腳先下車，
再往前站起來！

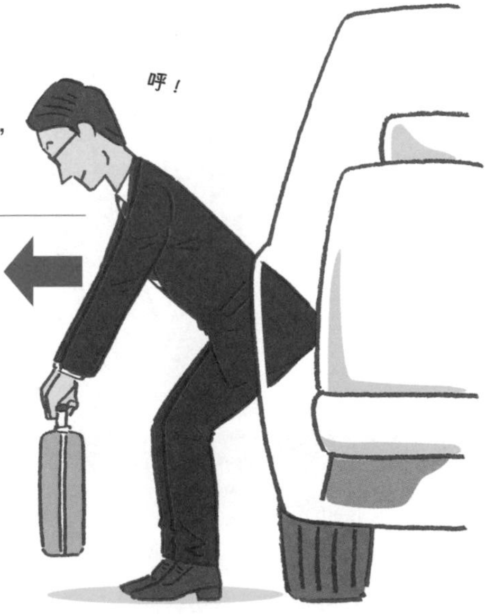

重點提醒！

天花板的空間其實綽綽有餘，所以請保持頭部放輕鬆的姿勢。想讓所有動作一次完成的話，負擔會很大，因此先將腳移至突起處的另一側即可，接著讓臀部滑過去，移動到靠近出口那一側的座位上。最後參考「從轎車上下車」的步驟，離開車子就行了。

騎自行車上坡

場景 騎自行車外出時、河川附近險升坡較多時

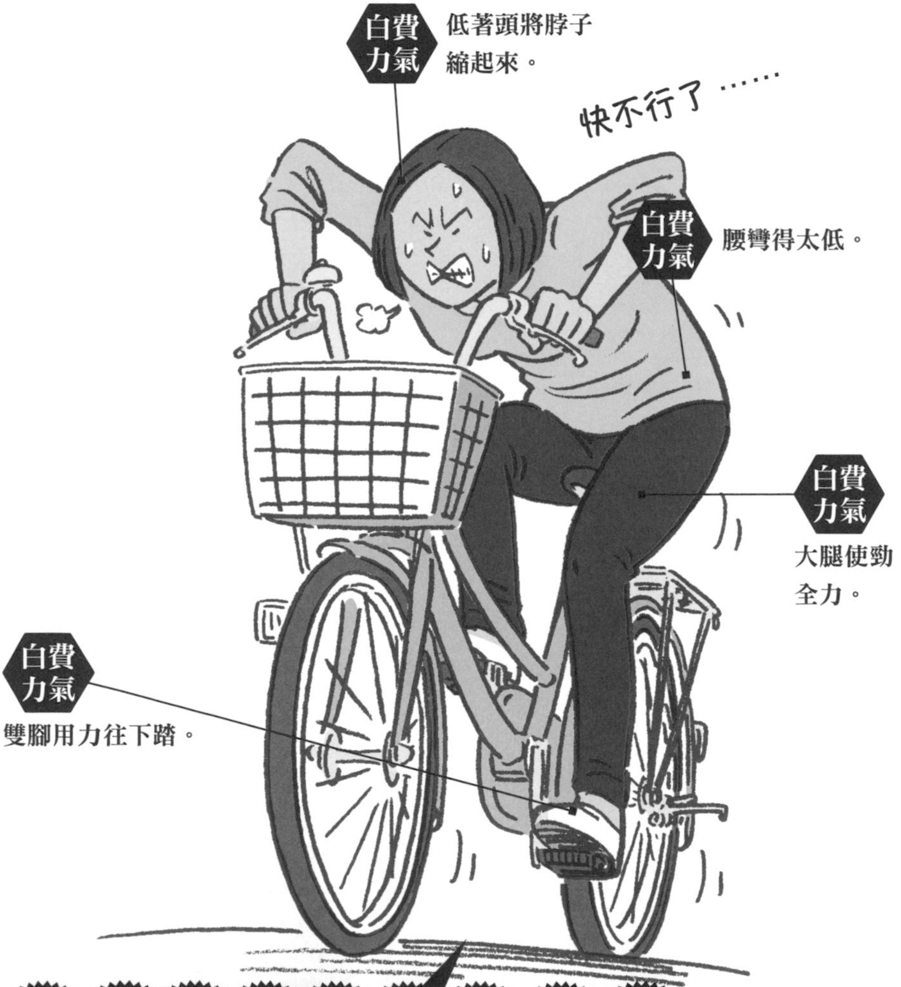
白費力氣
低著頭將脖子縮起來。
快不行了……
白費力氣
腰彎得太低。
白費力氣
大腿使勁全力。
白費力氣
雙腳用力往下踏。

爬坡爬到一半不得不下車時，會感到很灰心……

騎自行車爬險升坡時，會對大腿造成極大負擔。身體會一口氣往前傾，手忙腳亂拚命用力踩踏板。但是這種姿勢會使關節停止動作，使所有負擔集中在大腿上，才會讓人撐不下去，落入中途下車的窘境。

想像自己往斜上方移動！

1 頭部輕鬆地落在坐骨上方

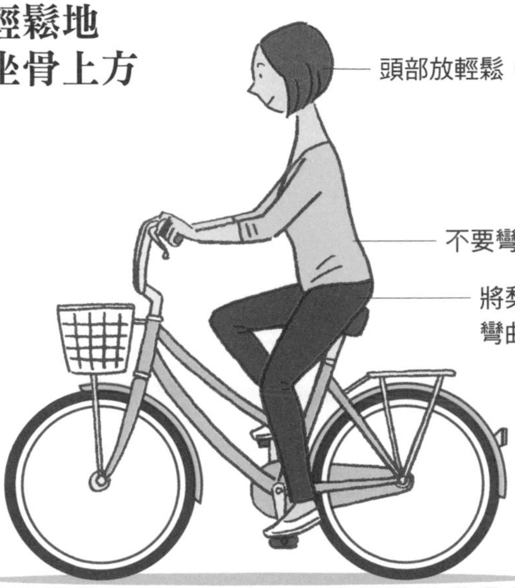
頭部放輕鬆（P63）！
不要彎腰！
將梨狀肌（P51）稍微彎曲再些微前傾！

2 雙腳從腹部往下踩，想像自己朝目的地（斜上方）移動

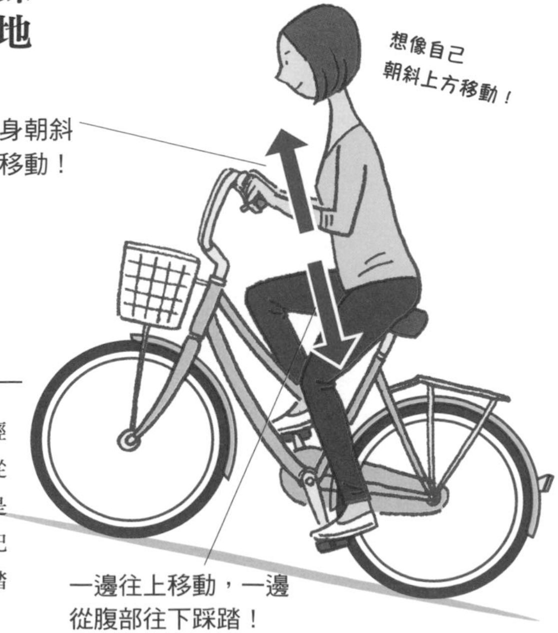
想像自己朝斜上方移動！
上半身朝斜上方移動！
一邊往上移動，一邊從腹部往下踩踏！

重點提醒！

為了避免壓迫到關節，頭部應輕鬆地落在坐骨上方。將踏板從腹部往下踩踏，同時上半身感覺像是朝目的地（斜上方）移動一樣。切記以腳尖踩踏為主，不能用腳跟踩著踏板，這樣就能輕鬆騎自行車了。

下雪時走在濕滑的路面上

場景 下完大雪後早上出門上班時

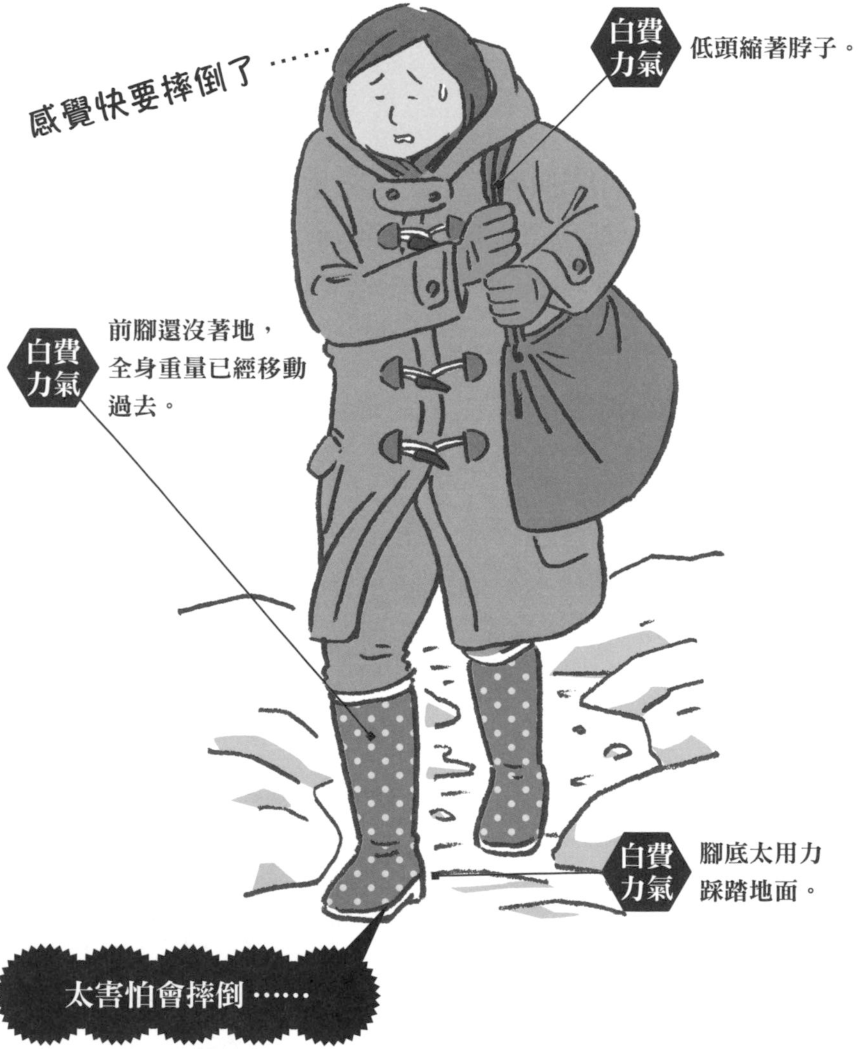
感覺快要摔倒了……
白費力氣
低頭縮著脖子。
白費力氣
前腳還沒著地，
全身重量已經移動
過去。
白費力氣
腳底太用力
踩踏地面。

太害怕會摔倒……

不習慣走在雪地的人，不知道下雪時如何行走才好，警戒心會變得很強。此時大多會縮著脖子動作僵硬，關節會喪失自動平衡的能力。腳底也會很用力地踏在地面上，不知不覺大汗涔涔。

這樣做才輕鬆！

腳先著地，全身重量再移動過去！

1 調整基本姿勢，頭部放輕鬆

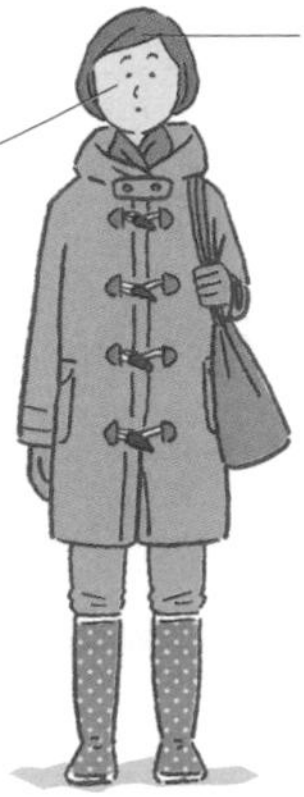

頭部放輕鬆（P63）！尤其肩頸僵硬的話，平衡機能會變差，所以不能用力！
不要低頭！視線朝下留意腳邊狀況！

2 著地後全身重量再移動過去

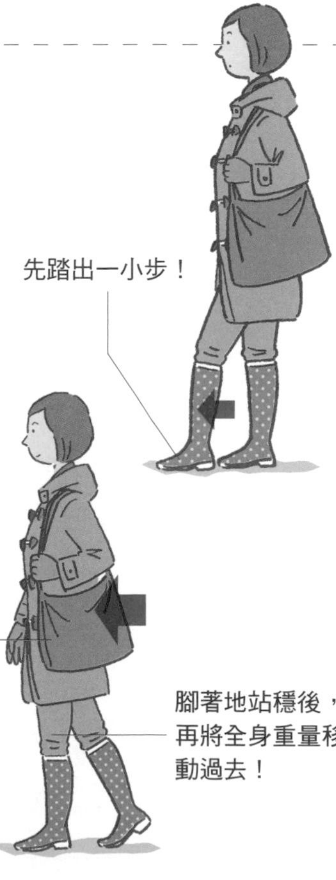

重點提醒！

縮著脖子全身僵硬的話，關節的平衡機能會變差，因此須維持頭部放輕鬆的姿勢。前腳尚未著地就將全身重量移動過去才會容易滑倒，因此要提醒自己前腳著地後，再將全身重量移動過去。最重要的就是不能全身僵硬。

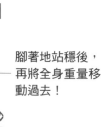

為什麼市區下大雪就會亂成一團？

近來在日本都會區下大雪的機會變多了，不少人因為雪地溼滑而摔倒，大家也常會因為鏟雪導致腰痛。這種現象在雪國絕對不會發生，為何在都會區卻會引發這些亂象呢？

說是不習慣雪地生活，倒也合情合理，不過最主要的原因，還是因為大家從來沒學過如何在雪地中活動手腳的關係。

雪一降下來，當然氣溫也會下降，因此有時會縮著脖子抬高肩膀，將整個人弓成一團，如此一來自然會呈現出不穩定的姿勢。用力踩著地面避免雙腳被雪困住的話，也會對維持平衡造成影響。

而且若依照平常的走路方式，同樣以「邁開腳步、腳跟著地、後腳蹬地」的方式在雪中行走，恐怕會使人摔倒。所以自己也知道不能像平時一樣走路，必須小步小步地用腳尖行走，使雙腳位於身體正下方，才能踏穩腳步。

再者，多數人也不是很了解如何使用鏟子鏟雪，於是緊盯著雪，整個頭壓得太低，進而導致腰痛。其實就和 P98「用吸塵器吸地板」的原理一樣，雙腳一前一後打開，利用全身重量前後移動即可，根本不需要花費很大的力氣。頭部輕鬆地落在坐骨上方，下巴內縮，腰部維持柔軟度就行了，這樣也能減少腰痛的情形。

一旦下起雪來，人就會變得很有警戒心，身體縮起一團變得很僵硬。這種失去平衡的姿勢，或許就是都市人一下雪就會手足無措的主要原因。

第4章

讓身體不適變「輕鬆」

改變「觀念」就能擺脫身體不適！

前面章節為大家解說的方法，有助於擺脫日常生活中的吃力動作，事實上根深蒂固的觀念也常使人白費力氣，還會引發身體不適及各式症狀。

除了**肩膀痠痛、腰痛及頭痛這類的身體疼痛**之外，比方像是**情緒焦躁**等精神面的問題、**難以肉眼辨視**的身體機能問題等等，所有的身體不適都可能起因於白費力氣。

或許有些人會質疑，「只要改變觀念，就能擺脫身體不適嗎？」其實這是大腦在下達指令給肌肉，觀念來自於大腦的運作，所以身體都是在無意識中做出反應。

舉例來說，肋骨與手臂之間只有肌肉的存在。倘若你一直以為在這裡有骨頭的話，這個部位就會變得僵硬而動彈不得。於是肩膀的動作會遲鈍，血液循環會停滯，進而引發肩膀痠痛。

另外，似乎也有很多人一直以為，情緒焦躁這類的精神問題與身體毫無關聯。**事實上姿勢不良的話，頭部的位置就會不穩定，大腦對這種不穩定的感覺產生反應後，才會引發情緒焦躁。**

就像這樣，觀念與身體有著密切關聯，只要改變觀念，就有助於擺脫不適。

觀念上的「誤解」會導致身體不適！

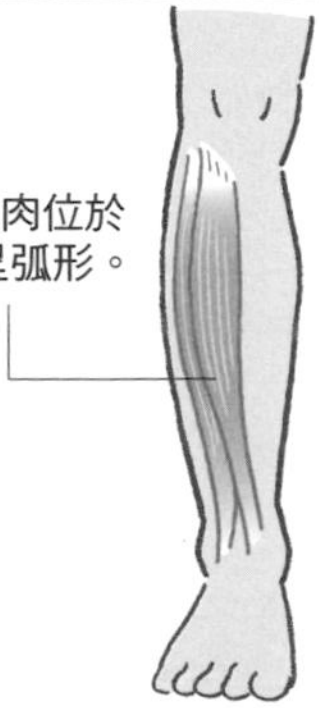
小腿肌肉位於
外側呈弧形。
容易誤解
動作的方向。

一直以為小腿肌肉的弧形是骨頭的線條 → **扁平足**

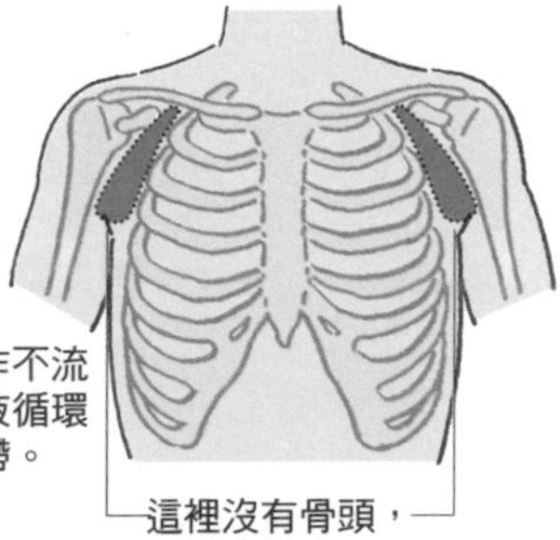
肩膀動作不流
暢，血液循環
容易停滯。
這裡沒有骨頭，
只有肌肉。

一直以為沒有骨頭的肌肉部分存在骨頭 → **肩膀痠痛**

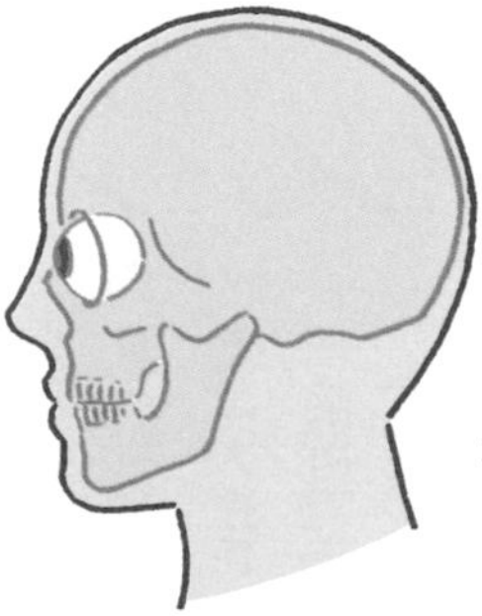
眼球很
柔軟。
眼周肌肉
容易緊繃。

一直以為眼睛瞇起來會看得更清楚 → **視力模糊**

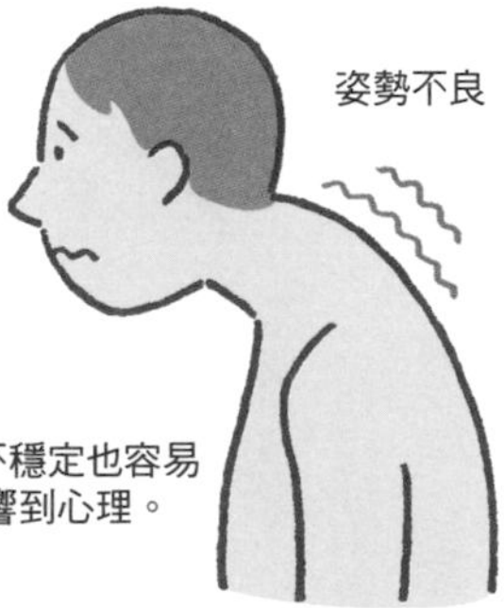
姿勢不良
姿勢不穩定也容易
影響到心理。

一直以為姿勢與心理沒有關係 → **焦躁不安**

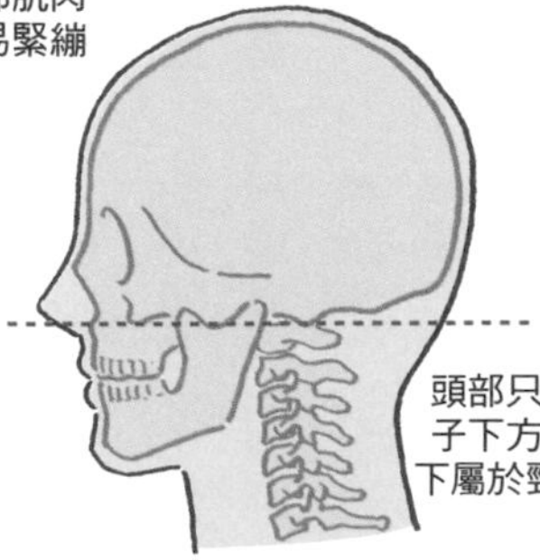
頭部肌肉
容易緊繃
頭部只到鼻
子下方。以
下屬於頸部。

一直以為頭部到下巴為止 → **頭痛**

思考速度比
動嘴速度快
=
嘴巴肌肉跟
不上

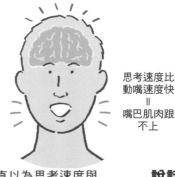

一直以為思考速度與動嘴速度一樣快 → **說話說不清楚**

遇到各種症狀時，
如何讓身體不適變輕鬆

本書的基本概念，源自於一百年前由澳洲演員弗雷德里克・馬蒂亞斯・亞歷山大所提出的**「亞歷山大技巧」**，他利用這套理論解說身體的使用方式。

當時亞歷山大因為發不出聲音的關係，對這樣的身體不適感到十分苦惱，後來發現原因出在肌肉不自覺的緊繃現象，並成功排除造成肌肉緊繃的原因。後來聲音終於發得出來了，因此也讓他開始應用這套技術解決各種身體不適。

自己從未留意到的肌肉緊繃現象，也就是本書所謂的白費力氣，這種現象**不僅會造成身體各方面的問題，也會對心理層面造成影響**，這部分在前文提過了。

本章除了會提到身體方面的疼痛之外，也會列舉心理層面的問題，以及身體機能方面的異常，為大家解說白費力氣對於這些部分會造成哪些影響，又會產生哪些不適症狀，同時也會提示大家如何具體排除這些現象。

本書所介紹的內容，全都是依據身體原始構造，有助於減輕身體不適的建議作法，當你採行這些作法後，症狀仍不見好轉，或是身體依舊不適時，請務必尋求醫師診斷。

身體不適症狀一覽表

情緒焦躁 ☞ P140

有氣無力 ☞ P150

失眠 ☞ P152

社交恐懼症 ☞ P156

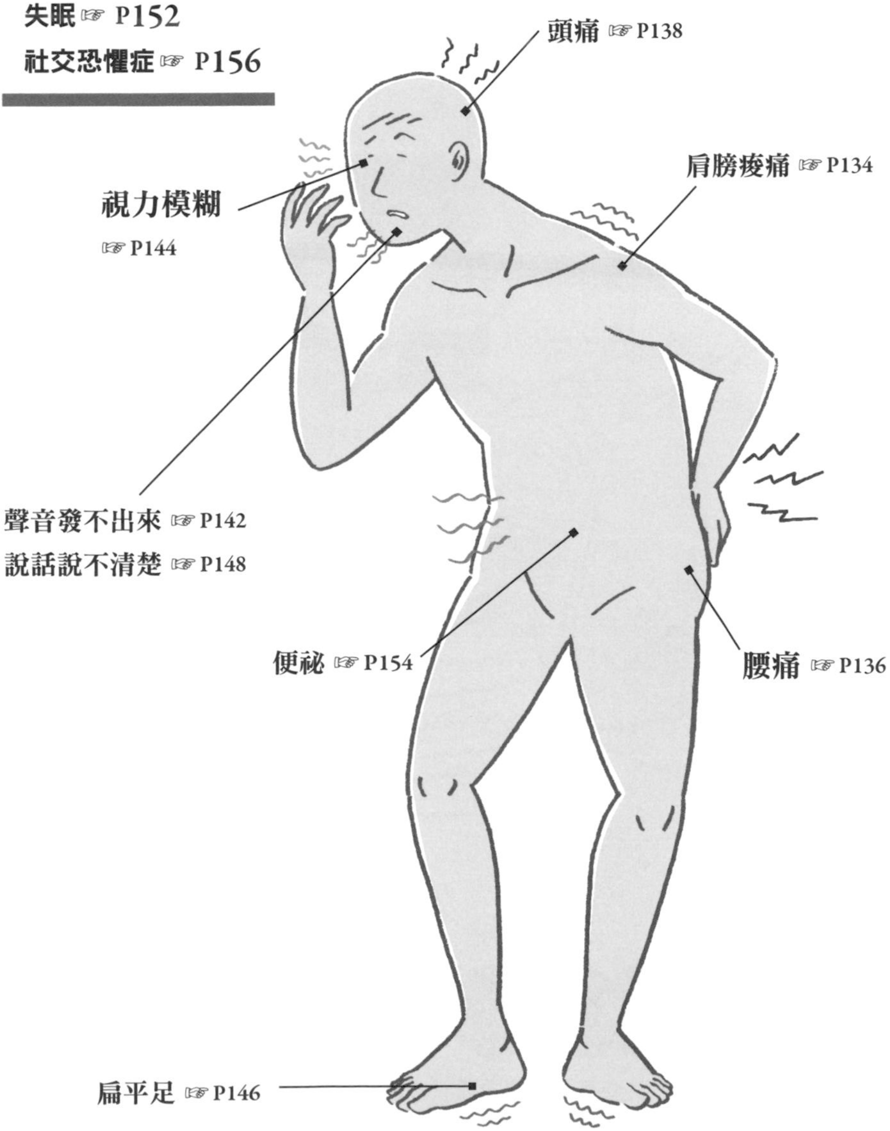

肩膀痠痛

容易發生的人 以文書工作為主、手機成癮的人

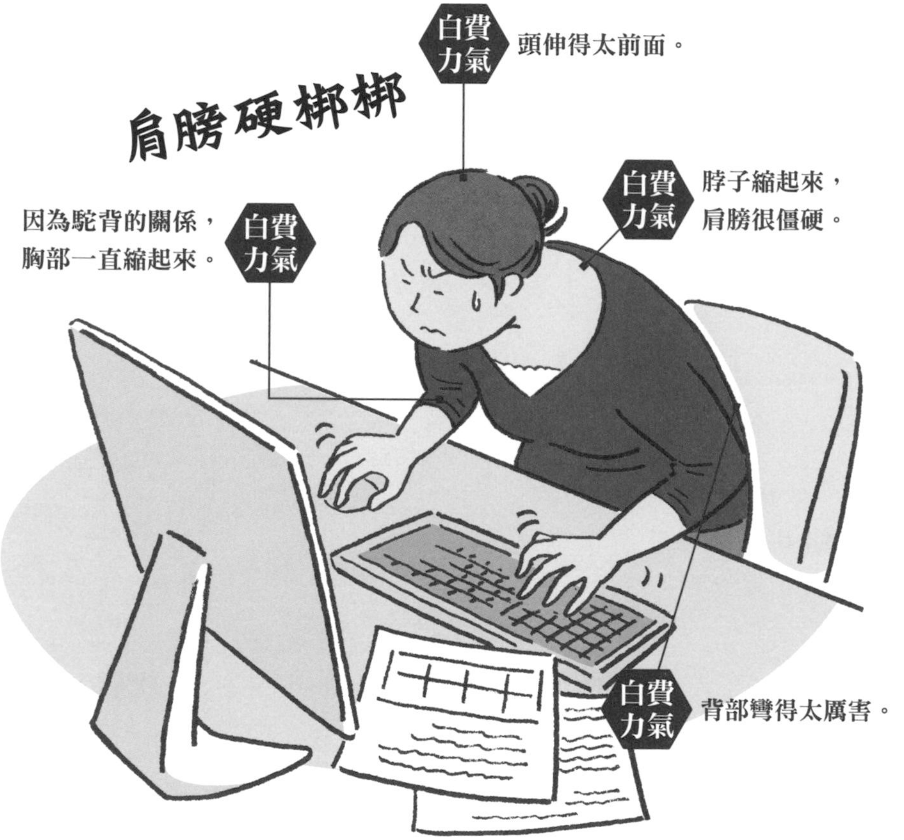
白費力氣
頭伸得太前面。
肩膀硬梆梆
白費力氣
脖子縮起來，
肩膀很僵硬。
因為駝背的關係，
胸部一直縮起來。
白費力氣
白費力氣
背部彎得太厲害。

肩膀好像背著一塊石頭一樣……

因為久坐辦公桌等日常姿勢不正確的關係，使得肩膀周邊肌肉缺少活動，血液循環停滯，才會導致嚴重的肩膀痠痛。再加上駝背使得胸部一直縮起來的話，背部的肌肉就會受到拉扯而變得緊繃。

這樣做才輕鬆！

胸部打開，重新檢視肩膀周邊的動作！

1 調整基本姿勢，頭部放輕鬆

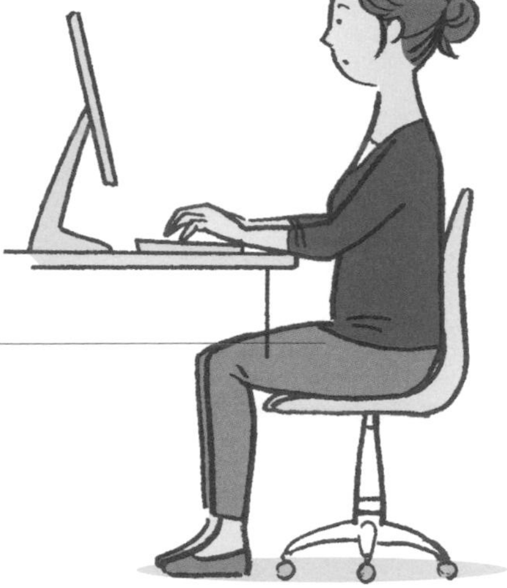
頭部輕鬆地落在
坐骨上方（P63）！
想像脊椎位在腹部正中央！

2 用手指沿著肋骨移動，將胸部打開

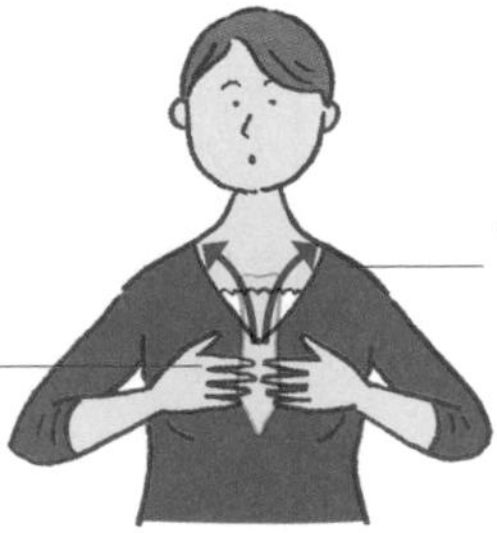
位於背部的肩胛骨
向外側打開！
將雙手四根手指放
在胸骨上！

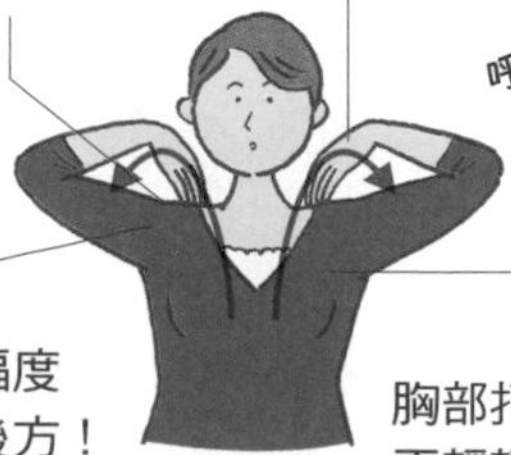
用四根手指朝著肋
骨～鎖骨～肩膀的方
向大幅度移動，將胸
部打開！
肩胛骨往內側
緊靠！
呼吸
也變輕鬆了！
肩膀大幅度
轉動至後方！
胸部打開之後，手臂
再輕輕地放下來！

重點提醒！

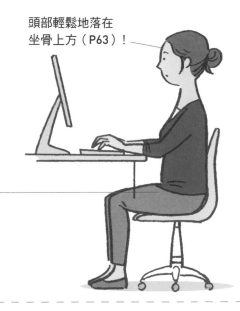

調整姿勢，使頭部放輕鬆後，告訴自己「肩膀、手臂及肩胛骨的活動範圍其實不僅如此」，因此要將胸部用力打開，以胸骨為中心，讓肩膀及手臂在圓錐狀的軌道上大幅度轉動。只要能解放縮成一團的肌肉，便有助於改善血液循環。

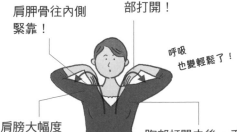

腰痛

容易發生的人 經常站著工作、會出現駝背姿勢或腰部後彎的人等等

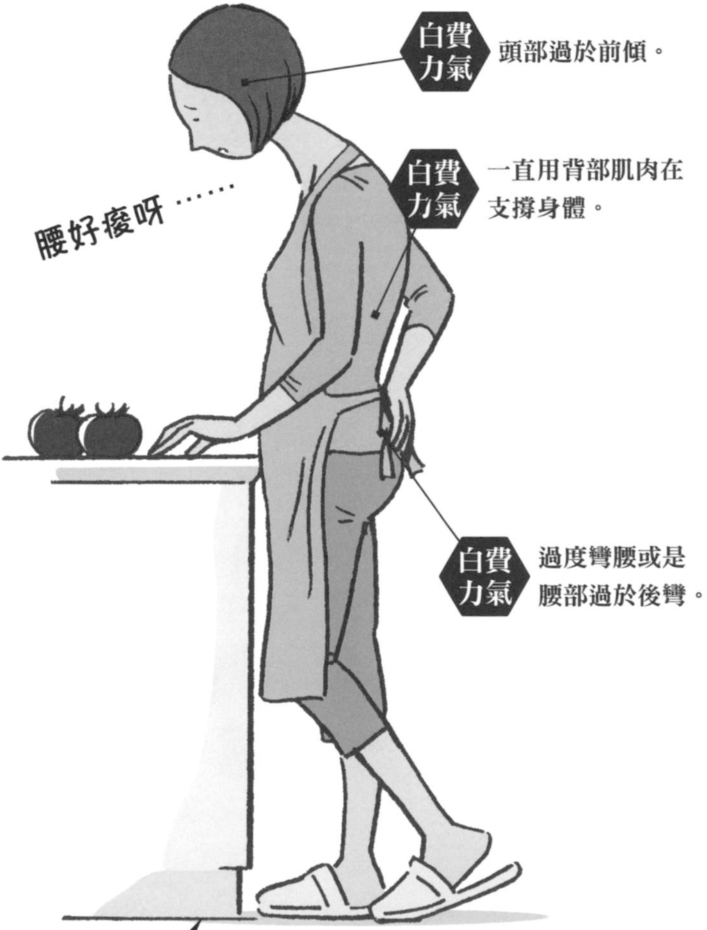

經常覺得腰很痛……

不管做什麼事，都會擔心腰疼的問題……。一直以為「腰部彎曲很正常」、「脊椎位於背部」，以致於背部肌肉緊繃，且讓原本具柔軟度的腰部不正常彎曲，導致腰部負擔變大。

這樣做才輕鬆！

該彎的部位是臀部而非腰部！

1 使梨狀肌彎曲而非腰部

不要彎腰！
掌握彎曲梨狀肌（P51）的感覺！

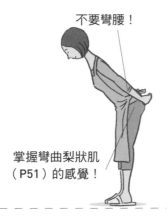

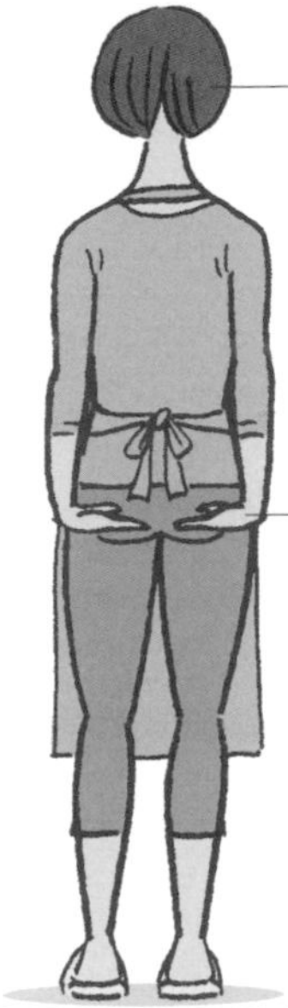
保持頭部放輕鬆的基本姿勢（P63）！
雙手放在梨狀肌的位置！

2 放鬆受到擠壓的脊椎

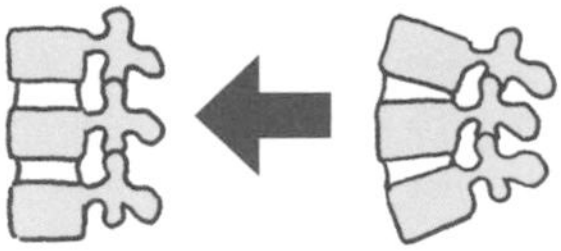

想像將脊椎與脊椎間受擠壓的部位鬆弛開來！

重點提醒！

保持頭部放輕鬆的姿勢，手放在梨狀肌的位置，提醒自己「運用這個部位來彎曲身體」。接下來，為了使背部緊繃導致脊椎受擠壓的部位獲得鬆弛，腰部要保持柔軟度，不需要出力。藉由手臂及頭部的重量，使脊椎與脊椎之間伸展開來，讓受擠壓的脊椎恢復正常。

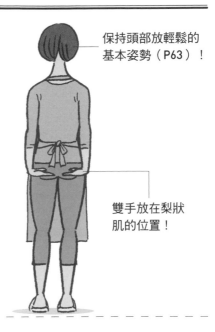

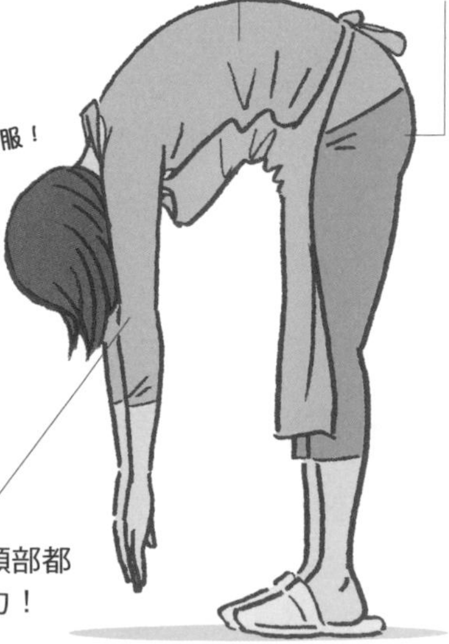
想像腰部的柔軟度十足！
運用梨狀肌使身體彎曲！
感覺真舒服！
雙手及頭部都不能出力！

頭痛

容易發生的人 以文書工作為主的人、長時間盯著電腦螢幕的人等等

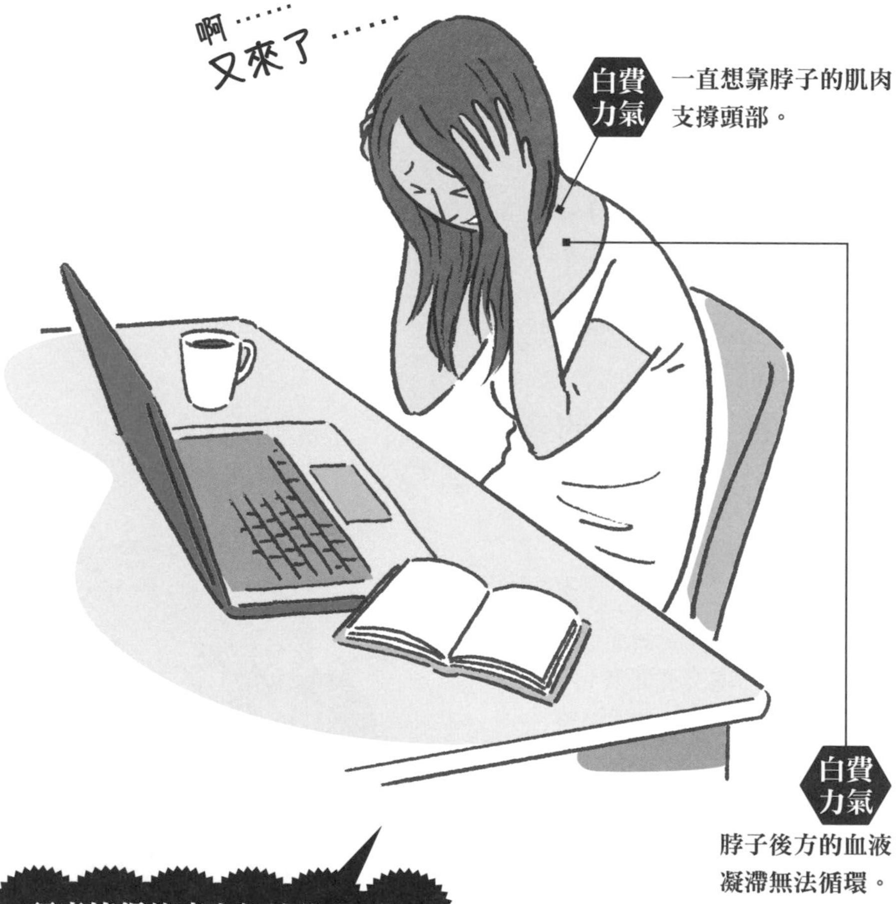

啊……
又來了……
白費力氣
一直想靠脖子的肌肉支撐頭部。
白費力氣
脖子後方的血液凝滯無法循環。

頭痛使得注意力無法集中……

頭一痛起來，脖子及頭部的肌肉就會用力收縮變得緊繃。身體忍受著疼痛，所以頸部後方、後腦勺、鬢角及下巴肌肉等周邊肌肉會變僵硬，血液循環也會變差。一低下頭來，脖子還得承受頭部的重量，使肌肉愈來愈緊繃。

這樣做才輕鬆！

想像頭部的大小，緩解緊繃現象！

1 讓頭部輕鬆地落在坐骨上方

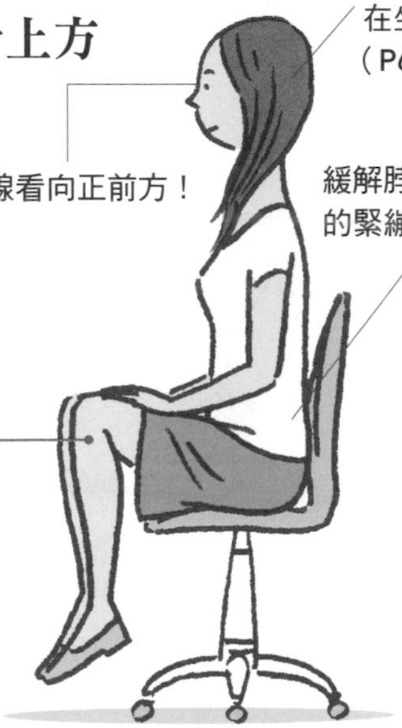
頭部輕鬆地落在坐骨上方（P63）！
視線看向正前方！
緩解脖子及背部的緊繃現象！
CHECK

試著將雙腳抬高！
必須呈現正中姿勢，否則雙腳會抬不起來！

2 想像頭部前後移動的幅度

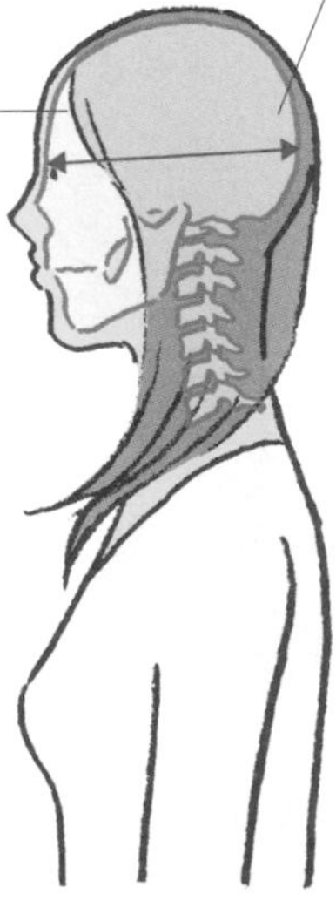
尤其要提醒自己往後移動的幅度很大！
以為頭部前後移動的幅度很小，所以頭部肌肉很緊繃！
想像頭部前後移動的幅度可以很大之後，緊繃現象就會緩解！

重點提醒！

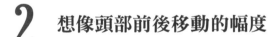

首先要保持頭部放輕鬆的姿勢，才能排除頭部重量造成的負擔。整個頭部的肌肉如果緊縮在一起，會讓肌肉變得很緊繃，所以要提醒自己，頭部前後移動的幅度其實超乎想像的大，這樣自然就能緩解緊繃現象，減輕肌肉受到壓迫的情形。

情緒焦躁

容易發生的人 別人無法符合自己要求時、做事失敗時

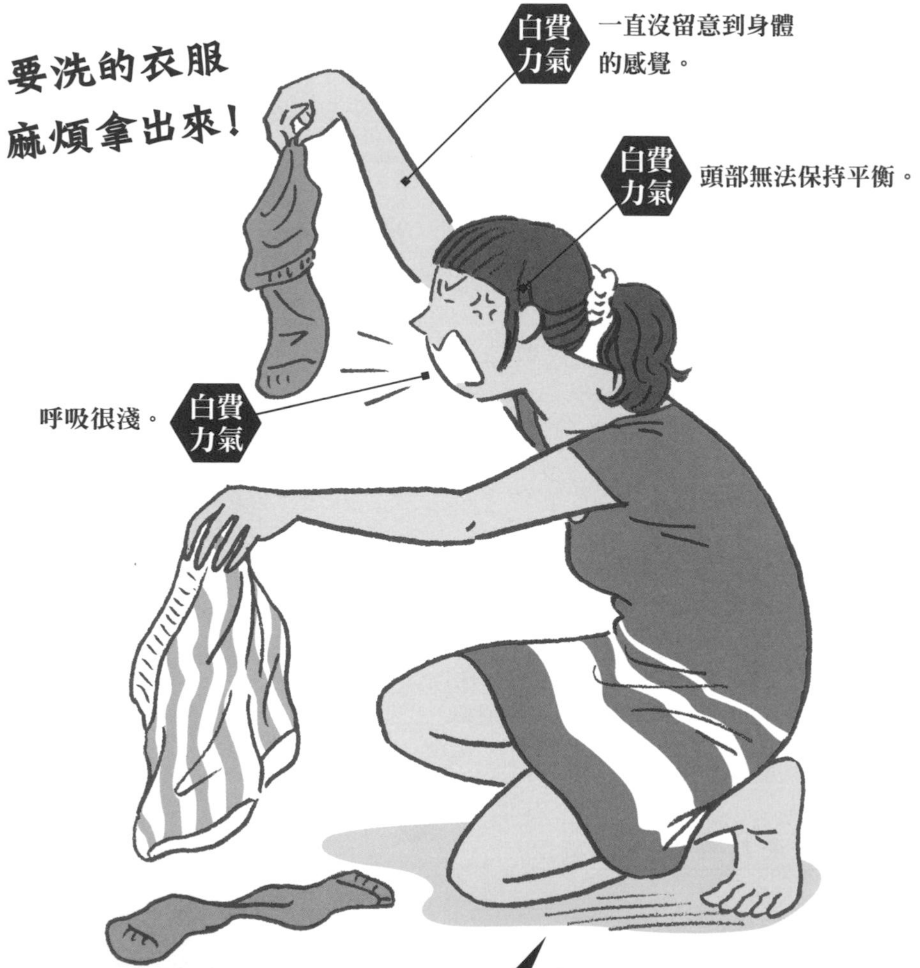
要洗的衣服
麻煩拿出來！
白費力氣
一直沒留意到身體的感覺。
白費力氣
頭部無法保持平衡。
呼吸很淺。
白費力氣

明明不想生氣，卻不明就裡發起飆來……

總會因為一些小事而發飆……。這時常以為是心理出問題了，其實有時是因為肌肉緊繃所導致。一旦頭部的位置不穩定，支撐頭部的肌肉就會變得很緊繃，同時壓力也會變得很大，連帶陷入呼吸變淺，心跳上升的惡性循環當中。

這樣做才輕鬆！

調整頭部的位置，從 1 數到 8 進行深呼吸！

1 頭部輕鬆地落在坐骨上方

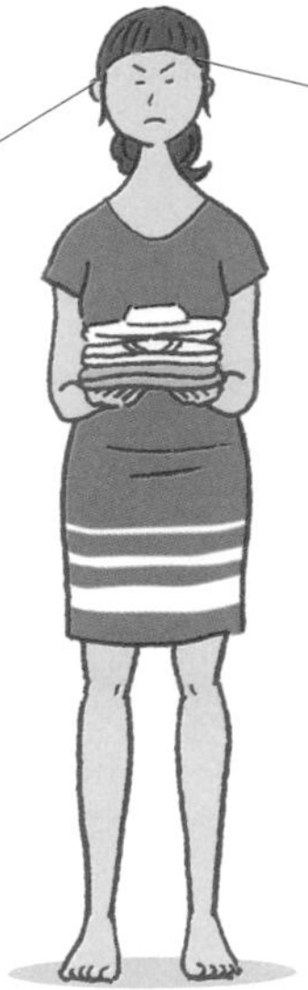
情緒浮躁時，集中精神使頭部輕鬆地落在坐骨上方（P63）！
視線朝向正前方，注意力放在眼球的後側！

2 用鼻子吸氣數 1、2、3、4，再用鼻子吐氣數 1、2、3、4

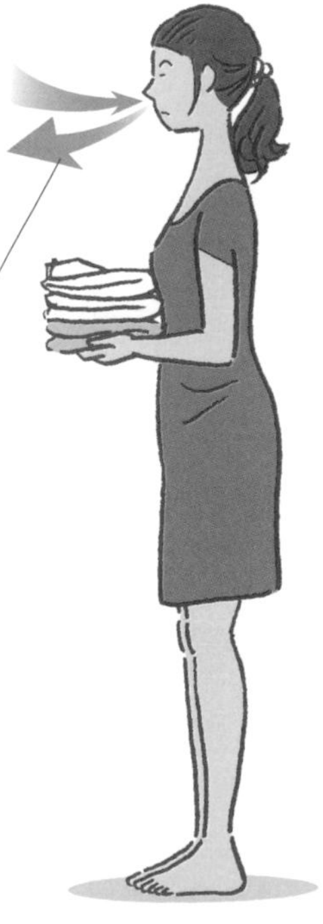
集中精神數數！
1・2・3・4
1・2・3・4
慢慢地深呼吸！

重點提醒！

須保持頭部放輕鬆的姿勢，才能緩解全身的緊繃現象，以及頭部位置不穩定的情形。接著慢慢地數「1、2、3、4」，讓之前因為淺呼吸而興奮的情緒鎮靜下來，同時用鼻子深呼吸，感覺空氣吸滿整個背部，就能使情緒穩定下來。

聲音發不出來

容易發生的人 平時話很少、個性內向、缺乏自信的人等等

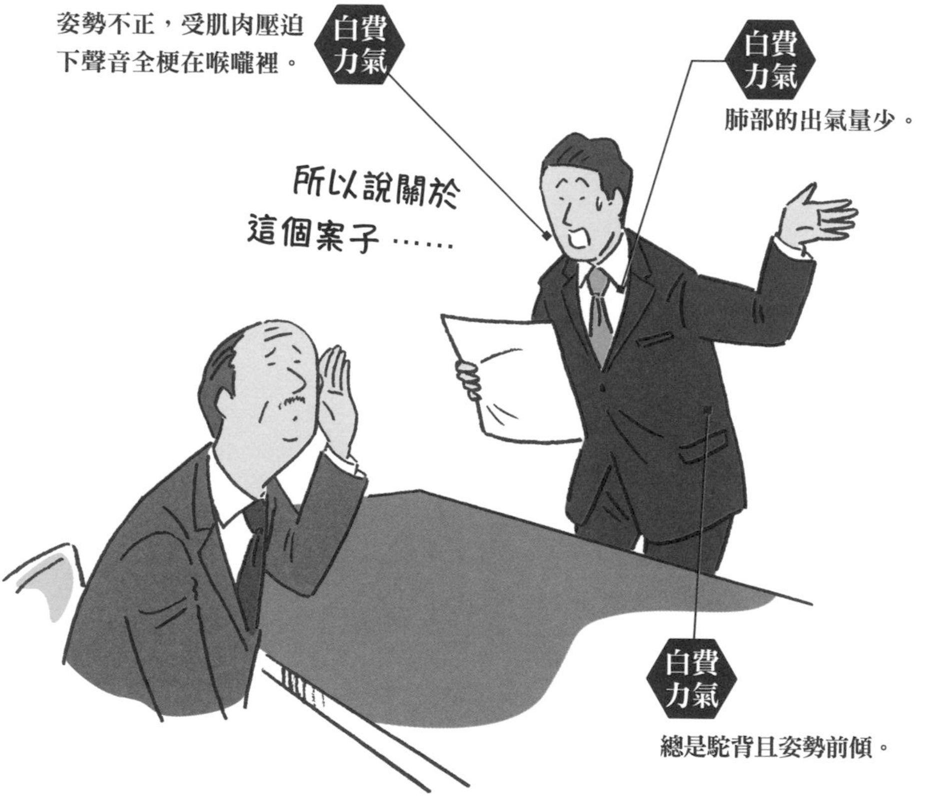

姿勢不正，受肌肉壓迫下聲音全梗在喉嚨裡。
白費力氣
白費力氣
肺部的出氣量少。
所以說關於這個案子……
白費力氣
總是駝背且姿勢前傾。

對方常要求再說一次……

聲音聽不清楚或是聽不見的時候，經常會主動向前移動想將聲音發出來。而且一直誤以為肺部體積只有拳頭般大小，因此出氣量總是很少。全身姿勢歪斜不正，所以會出現聲音梗在喉嚨裡的情況。

這樣做才輕鬆！

推翻肺部的刻板印象，讓聲音發出來！

1 想像肺部範圍充滿整個背部

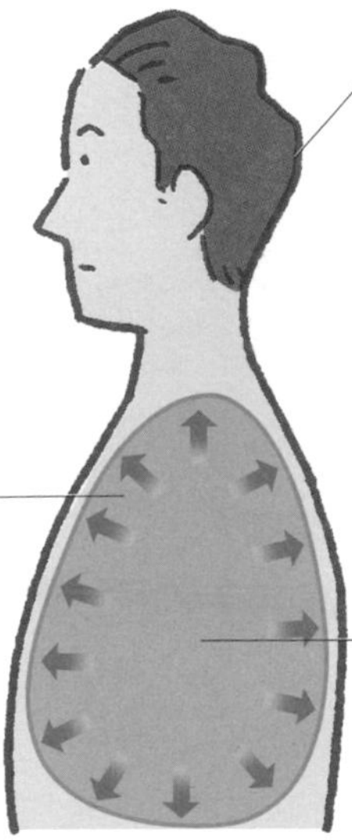

調整基本姿勢，頭部放輕鬆（P63）！
肺部有肋骨這麼大，空氣量超乎想像的多！甚至高達二罐二公升保特瓶的容量！
肺部原本就存在大量空氣，可發出很大的聲音！

2 想像自己的身體就是起跑器

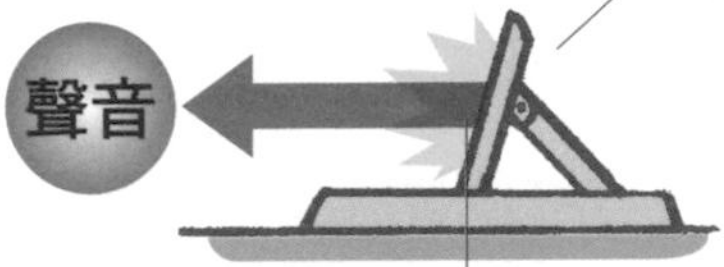

聲音
用於短跑的起跑器。
支撐身體，使聲音往前發出去！

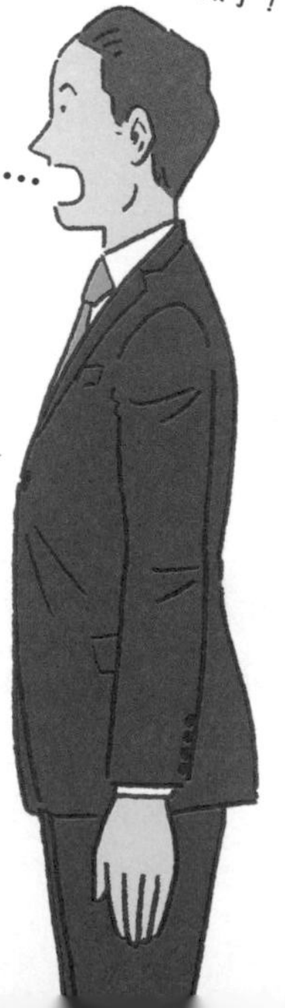

感覺音質變得不一樣了！
所以說……
不必將自己的身體前傾，聲音也能往前傳達出去！

重點提醒！

基本上須保持頭部放輕鬆的姿勢。此外為了增加出氣量，須了解肺部其實充滿整個背部。聲音會自然往前發出去，讓自己的身體成為起跑器，告訴自己身體能夠支撐著聲音，將聲音傳達出去。

視力模糊

容易發生的人 介於可能老花的尷尬年齡、以文書工作為主的人等等

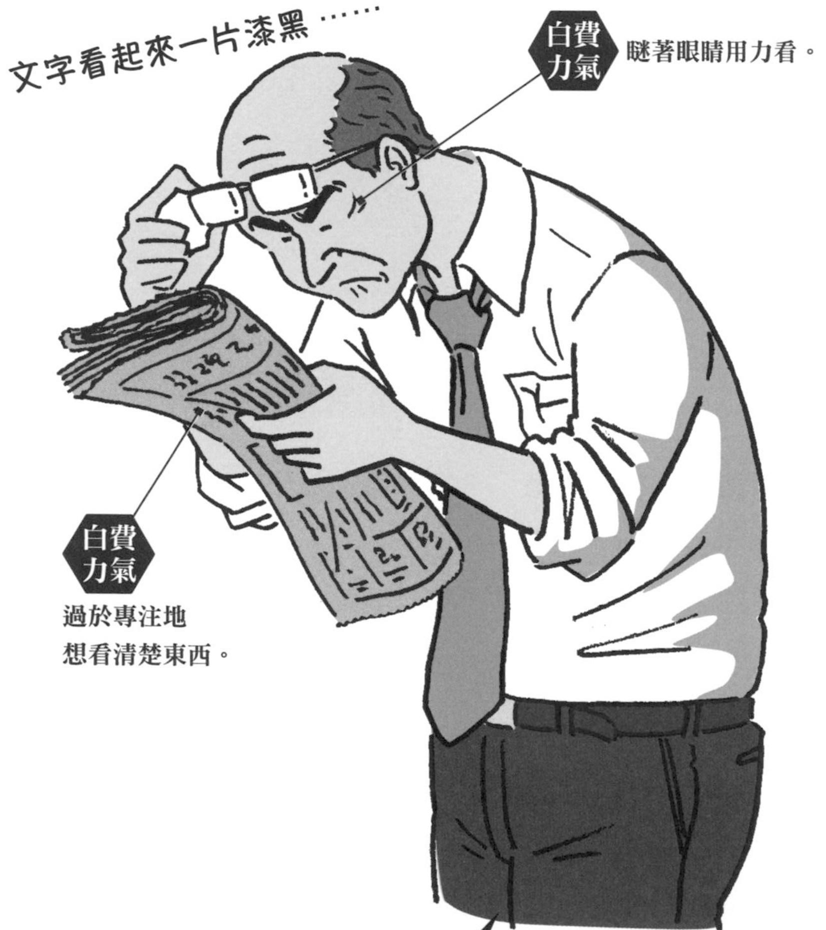
文字看起來一片漆黑……
白費力氣
瞇著眼睛用力看。
白費力氣
過於專注地
想看清楚東西。

年紀愈大視力愈模糊……

人愈是看不清楚的時候，愈容易瞇起眼睛，將注意力朝著想看的東西接近。眼睛一瞇起來的話，眼周肌肉會緊繃，反而更不容易看清楚。而且愈是集中注意力，視野愈狹窄，眼睛也無法好好發揮功能。

這樣做才輕鬆！

打開胸部，找回周邊視野！

1 調整基本姿勢，將胸部打開

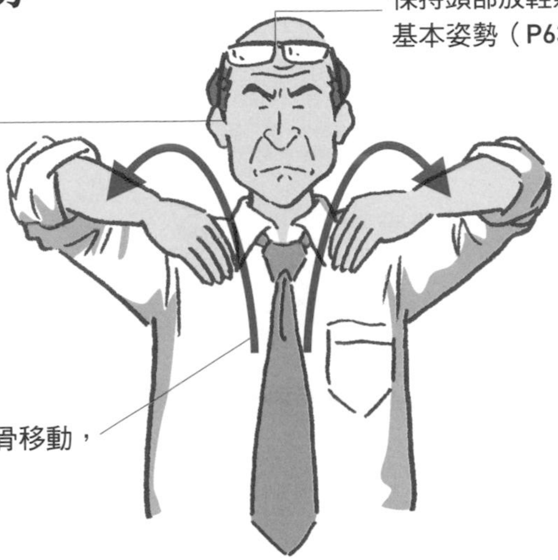
保持頭部放輕鬆的
基本姿勢（P63）！
紓解頭部肌肉
的緊繃現象！
與 P135 一樣，
用手指沿著肋骨移動，
將胸部打開！

2 手放在耳朵旁邊，以看得到手的距離閱讀文字

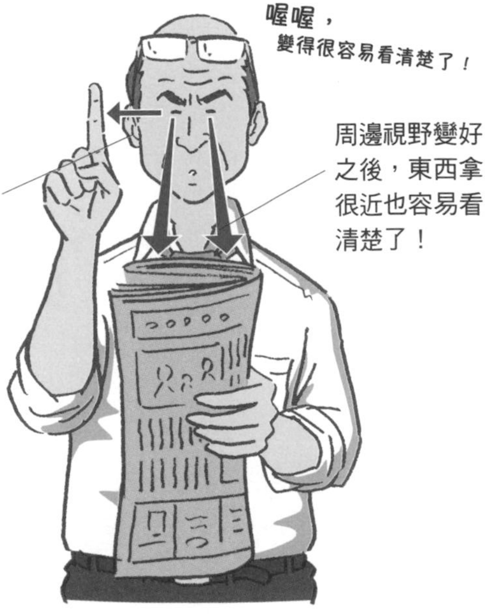
喔喔，
變得很容易看清楚了！
看著文字的同時，也
必須看得見放在眼睛
旁邊的手指！
周邊視野變好
之後，東西拿
很近也容易看
清楚了！

重點提醒！

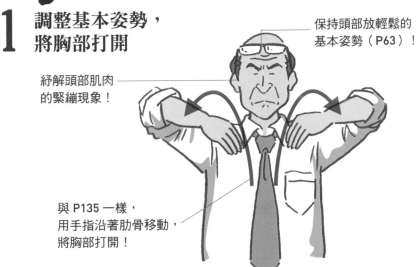

其實眼球的柔軟度十足。瞇起眼睛用力看的話，眼球會變形，反而不容易看清楚。此外還建議大家將胸部打開讓身體放鬆，才能紓解頭部肌肉的緊繃現象，當然也包含眼周的部分。擴展周邊視野，也能有效發揮眼睛的機能。

扁平足

容易發生的人 膝內翻的人、明顯 O 型腿的人等等

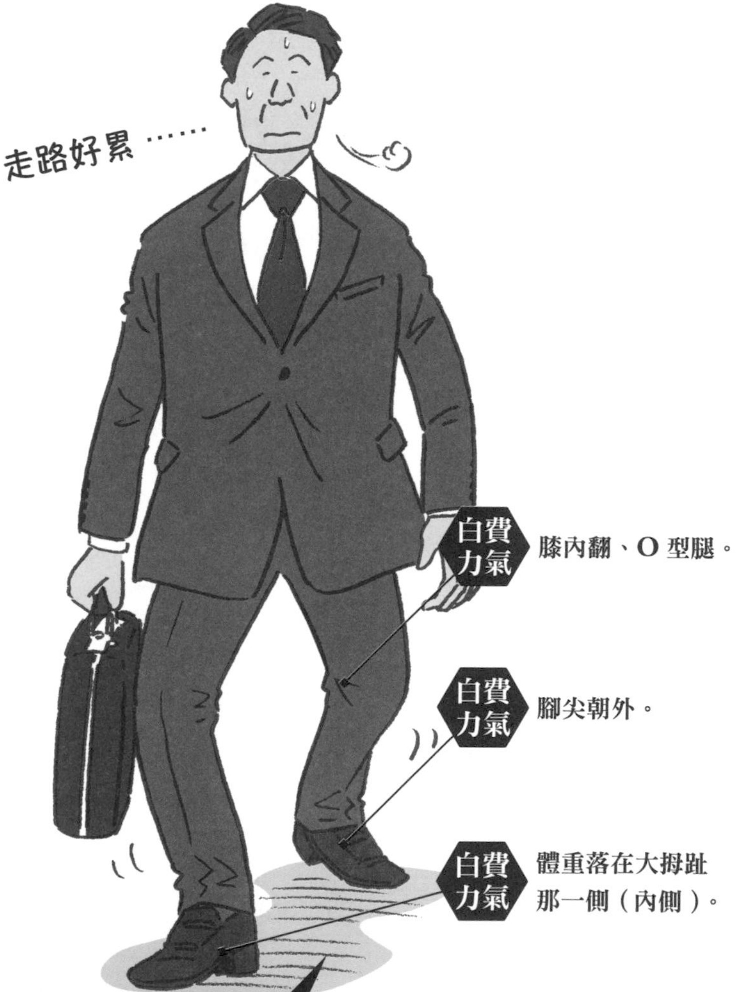
走路好累……
白費力氣
膝內翻、O 型腿。
白費力氣
腳尖朝外。
白費力氣
體重落在大拇趾那一側（內側）。

扁平足是天生的嗎……？

許多扁平足的人，都是因為膝內翻或 O 型腿的關係，這些人並不了解髖關節至腳踝的關節該如何正確連動。於是膝蓋及腳尖朝外，全身重量落在腳掌內側，腳心處無法拱起來。

這樣做才輕鬆！

正確了解足部構造！

1 重新認識雙腳的骨骼

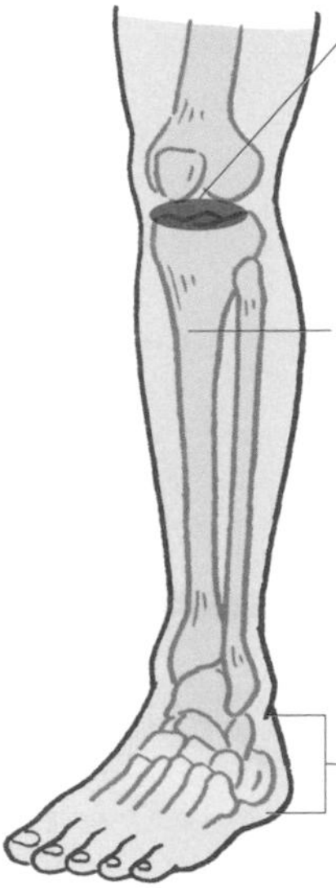

膝蓋的關節面很大！
小腿骨骼十分筆直！
①
腳踝骨的下方約有
一個拳頭高！

2 足部原本就是設計成用左右腳支撐

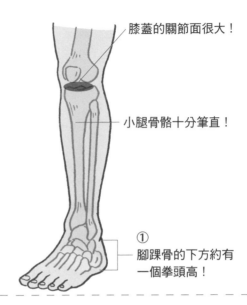

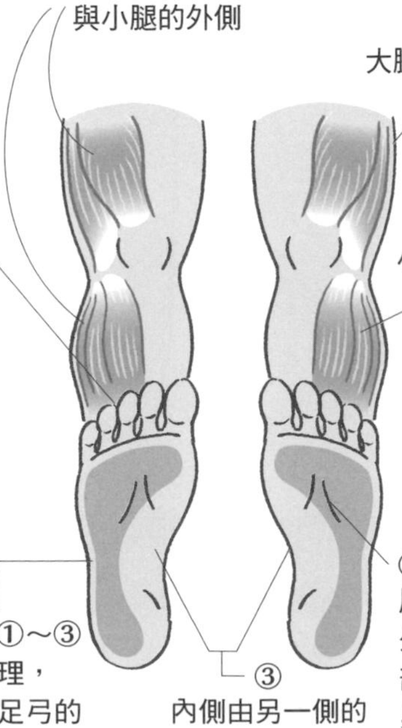

重點提醒！

勉強修正姿勢的話，容易出現不正常的力道，所以只要對足部構造擁有正確觀念即可。首先須正確了解骨骼的構造，依據這個觀念明白「足部是由雙腳支撐」的原理。告訴自己朝內的力量由另一側的腳負責，利用腳底外側支撐身體。

說話說不清楚

容易發生的人 性急的人、自我意識過強的人、舌頭不靈巧的人

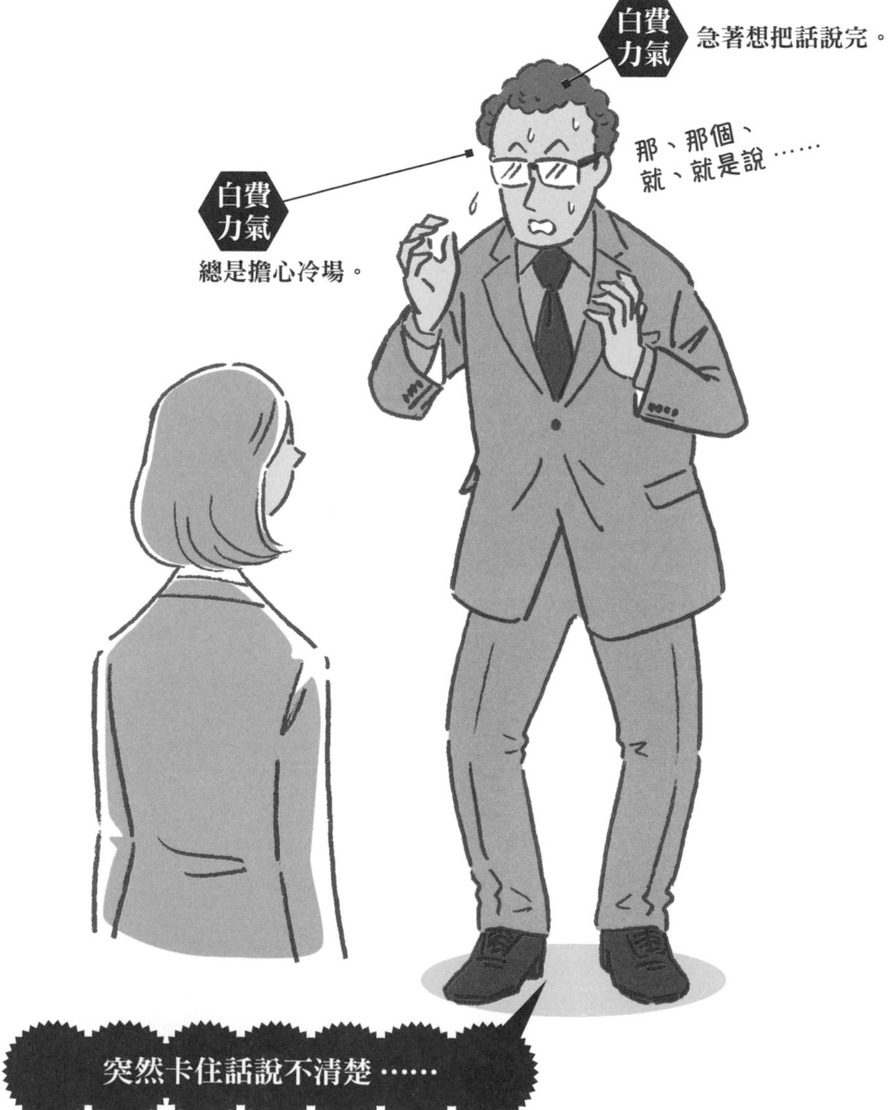

白費力氣
急著想把話說完。
那、那個、
就、就是說……
白費力氣
總是擔心冷場。
突然卡住話說不清楚……

一直以為思考速度和說話速度一致，以致於肌肉跟不上思考，因而卡住說不出話來。愈是會「擔心冷場」，或是「無視對方反應」的人，愈容易出現這種傾向。

這樣做才輕鬆！

頭部放輕鬆！ 先停一拍再說話！

1 調整基本姿勢，頭部放輕鬆

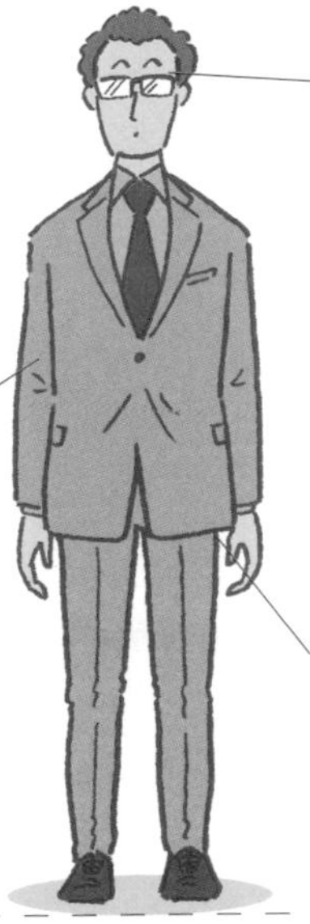
頭部輕鬆地落在坐骨上方（P63）！
保持正中姿勢，調整好姿勢才能接收訊息！
與坐著時一樣！

2 利用鼻子呼吸的機會暫停一拍，預留時間讓對方接收訊息

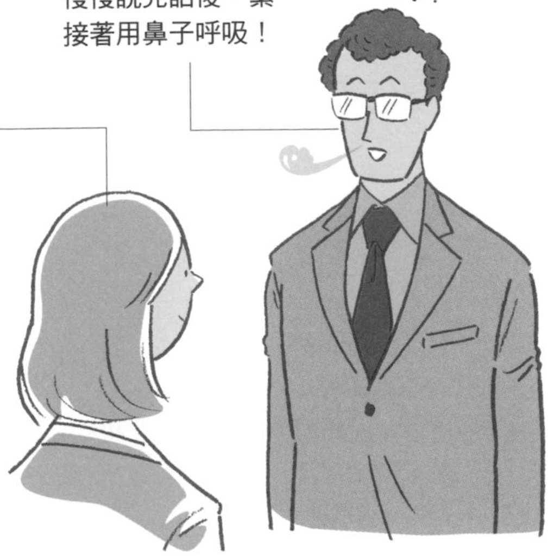
終於能從容不迫地說話了！
慢慢說完話後，緊接著用鼻子呼吸！
對方有預留接收訊息的時間！

重點提醒！

必須要有對象，才能形成對話。對話時須保持頭部放輕鬆的姿勢，調整好才能接收訊息。思考速度遠比說話速度來得快，了解這點之後，再提醒自己放慢速度說話。而且對方也需要時間接收訊息，所以可利用鼻子呼吸的機會暫停一拍後，再繼續說話。

有氣無力

容易發生的人 負面思考的人、怕麻煩的人、精神飄忽的人等等

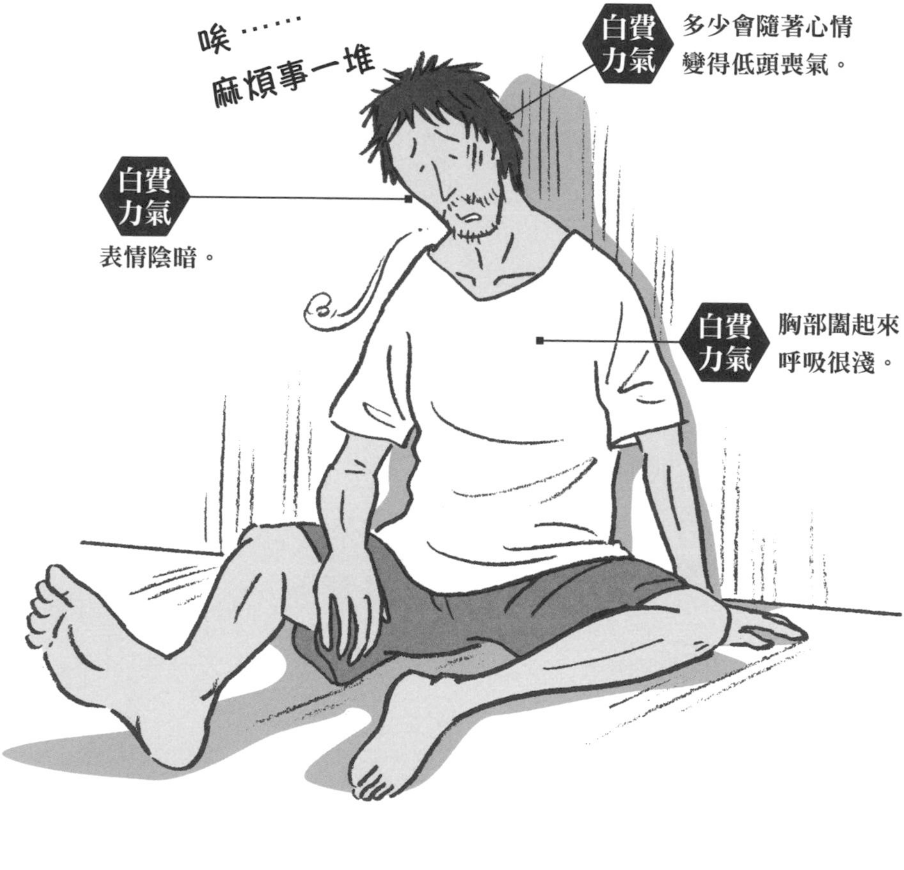
唉……
麻煩事一堆
白費力氣
多少會隨著心情變得低頭喪氣。
白費力氣
表情陰暗。
白費力氣
胸部闔起來，呼吸很淺。

想做事也提不起精神來……

心理問題會深深影響到生理。心情沮喪時，胸部會闔起來，呼吸也會變淺，容易變得垂頭喪氣的樣子。這樣一來，頭部的位置會不穩定，很難讓自己正常思考。表情陰暗的話，也會對神經系統造成不良影響。

這樣做才輕鬆！

用心理解身體構造，記得笑口常開！

1 調整基本姿勢

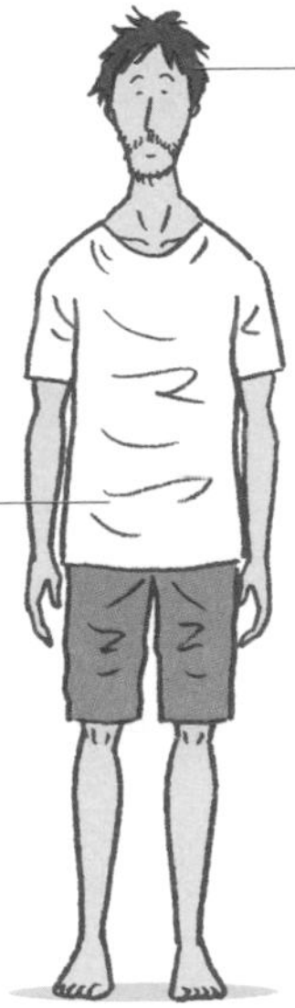

頭部輕鬆地落在坐骨上方（P63）！
姿勢不穩定的話，會在不知不覺中影響到心理層面，所以得調整姿勢！

2 就算是假裝也要笑口常開！

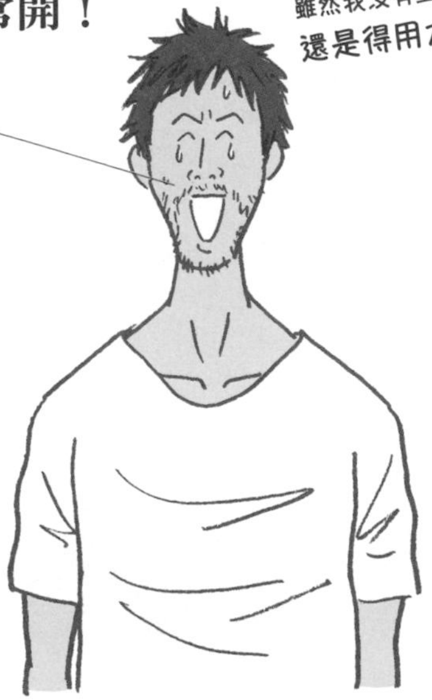

雖然我沒有工作……
還是得用力笑才行。

裝的也好，要讓自己保持笑容！

↓

自律神經才能維持平衡！

重點提醒！

如要避免胡思亂想的情形，應調整姿勢，使頭部放輕鬆。藉由鼻子呼吸讓情緒平靜下來之後，還須提醒自己得笑口常開，就算是裝出來的也無所謂。有氣無力會導致自律神經無法正常運作，笑口常開才能使自律神經保持平衡，改善心理層面的問題。

失眠

容易發生的人 工作時間不規律、愛操心、容易感到壓力的人等等

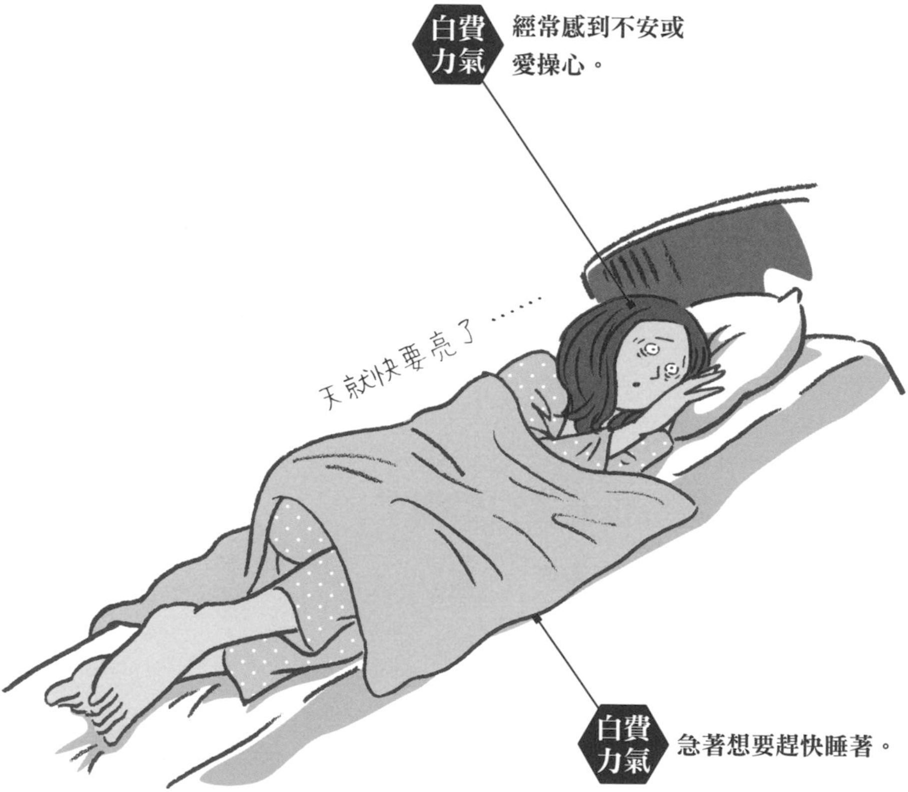

白費力氣
經常感到不安或愛操心。
天就快要亮了……
白費力氣
急著想要趕快睡著。

如果一直失眠到天亮怎麼辦……

身體無法關機，一直處於緊張狀態，卻又勉強自己要睡著時，反而容易演變成失眠。尤其是內心不安或是操心某事的時候，身體運作會停不下來。在身體持續開機的狀態下，並無法舒適愉悅地進入夢鄉。

這樣做才輕鬆！

將注意力放在身上，緊張情緒才會緩解！

1 平躺下來，檢視四個基本原則

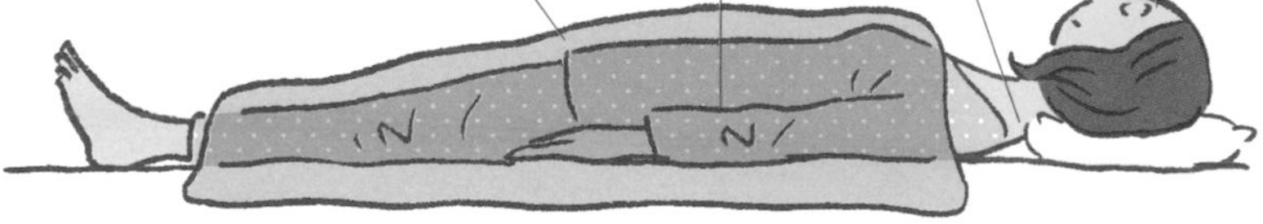

坐骨位於髖骨之間（P60）！
使頸椎位在吞嚥處正後方（P62）！
使頭部放輕鬆（P63）！
使脊椎位在腹部正中央（P61）！

一面檢視心情就會平靜下來！

2 用鼻子呼吸使空氣充滿整個背部

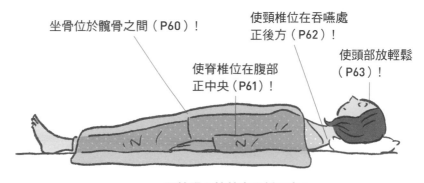

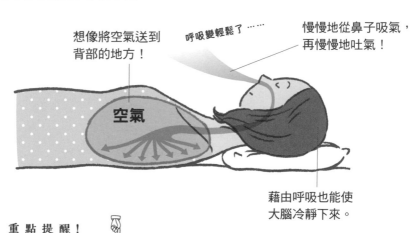

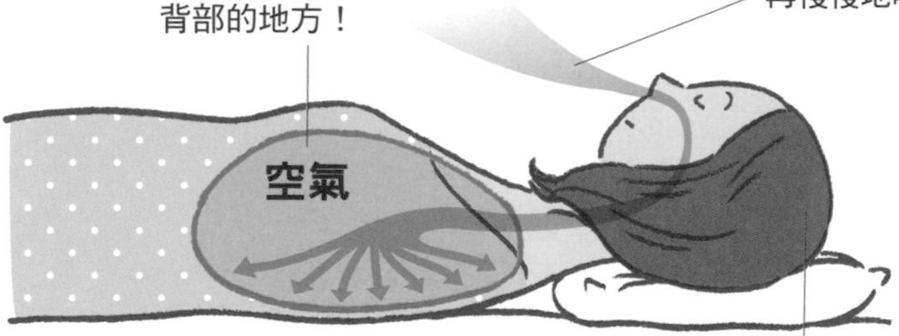

想像將空氣送到背部的地方！
呼吸變輕鬆了……
慢慢地從鼻子吸氣，再慢慢地吐氣！
空氣
藉由呼吸也能使大腦冷靜下來。

重點提醒！

心理感到不安時，身體會緊縮起來處於緊繃狀態。因此首先須保持平躺姿勢，提醒自己頭部放輕鬆，逐一檢視頸椎、脊椎及坐骨等重點部位。接著慢慢地用鼻子呼吸，想像吸氣後使空氣充滿整個背部，讓身體關機。

便祕

容易發生的人 一直在減肥、壓力大、有偏食傾向等等的人

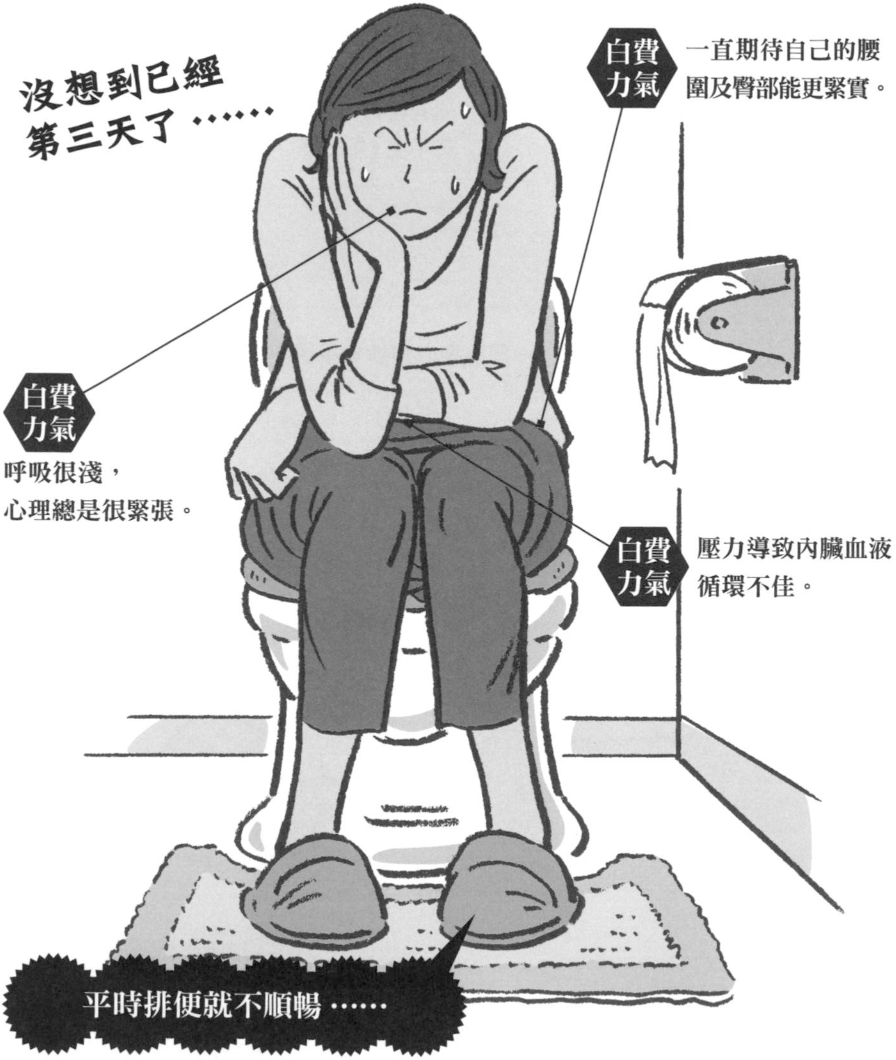

沒想到已經
第三天了……
白費力氣
一直期待自己的腰圍及臀部能更緊實。
白費力氣
呼吸很淺，
心理總是很緊張。
白費力氣
壓力導致內臟血液循環不佳。
平時排便就不順暢……

過於在意身材曲線或臀部大小的人，周邊肌肉會在不知不覺中變得很緊繃。腸胃血液循環及蠕動情形會變差，因而容易形成便秘。多數人呼吸也都很淺，身體會處於活動中的狀態，使得腸胃機能下降。

想像內臟集中於骨盆，再進行深呼吸！

1 想像內臟深入坐骨的位置

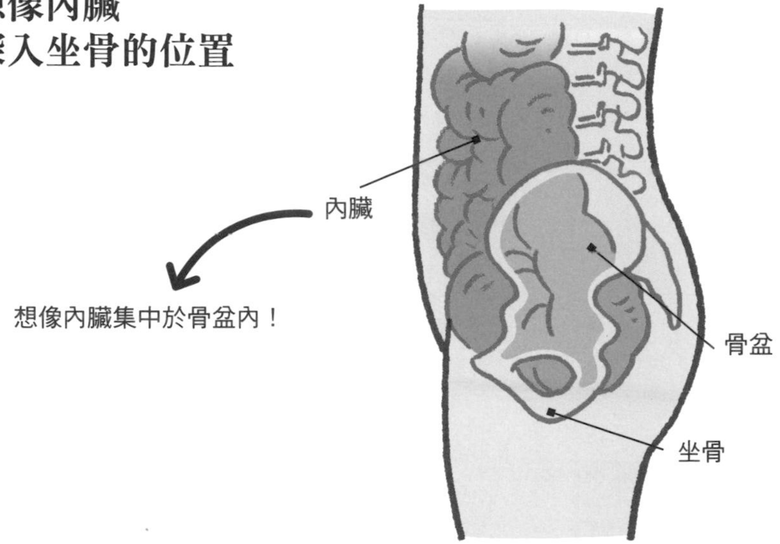
內臟
想像內臟集中於骨盆內！
骨盆
坐骨

2 將整個身體軀幹當成幫浦，進行深呼吸

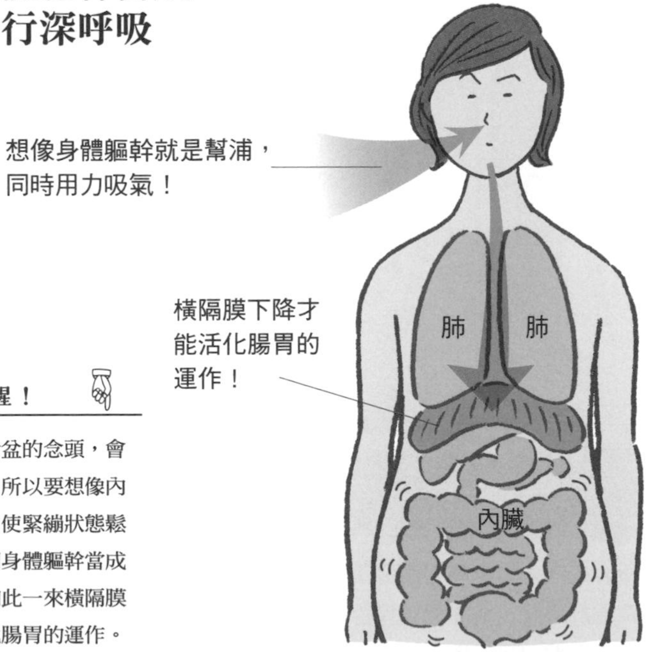
想像身體軀幹就是幫浦，
同時用力吸氣！
橫隔膜下降才
能活化腸胃的
運作！
肺
肺
內臟

重點提醒！

想要緊實腰圍及骨盆的念頭，會妨礙腸胃運作，所以要想像內臟集中在骨盆的位置，使緊繃狀態鬆弛下來。接著再將整個身體軀幹當成幫浦，進行深呼吸，如此一來橫隔膜就會下降，有助於活化腸胃的運作。

社交恐懼症

容易發生的人 缺乏自信、準備不足、負面思考的人等等

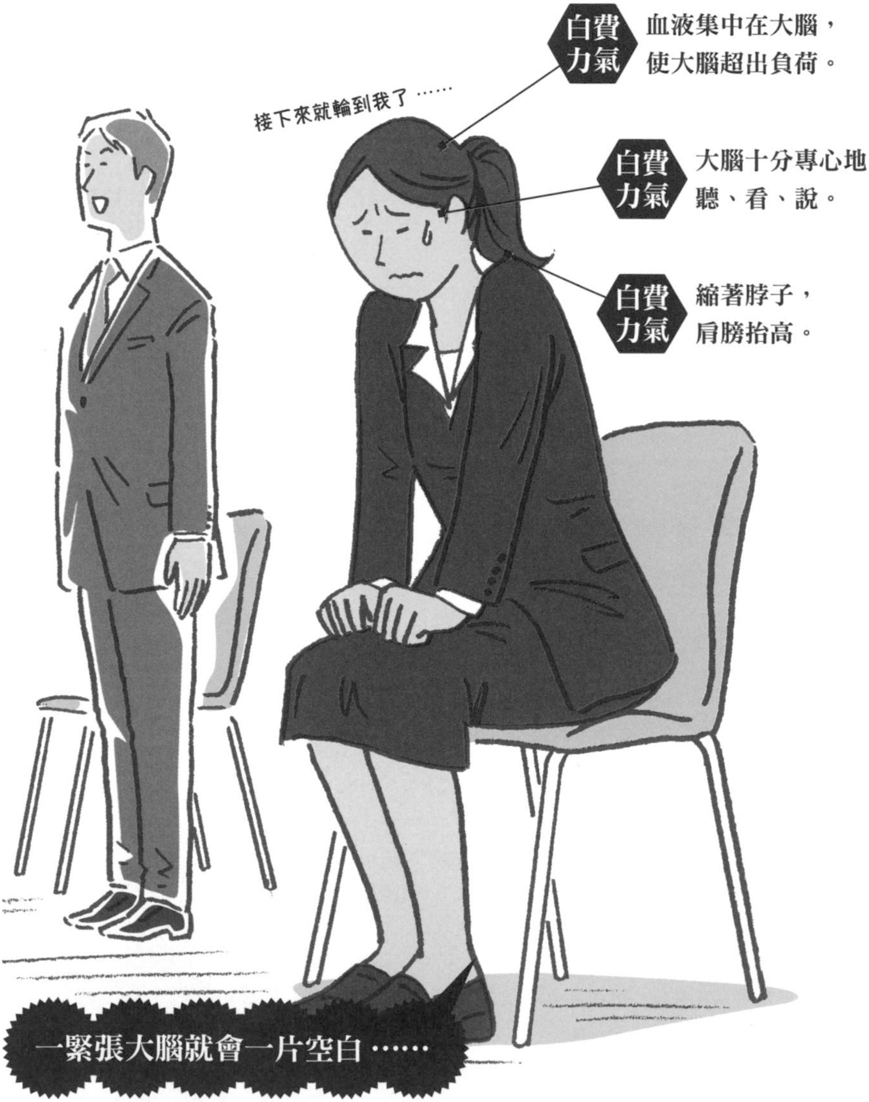
白費力氣
血液集中在大腦，使大腦超出負荷。
接下來就輪到我了……
白費力氣
大腦十分專心地聽、看、說。
白費力氣
縮著脖子，肩膀抬高。

一緊張大腦就會一片空白……

所有的注意力全集中在大腦，使得大腦超出負荷而引發恐慌。整個人的注意力除了專注於思考，更集中在頸部以上的地方，包含呼吸以及眼睛、耳朵的感覺等等，所以與這些感覺相連結的肩頸及背部肌肉，也都會因此往上拉扯。

這樣做才輕鬆！

讓身心都往下放鬆！

1 調整基本姿勢，同時將注意力放在坐骨上

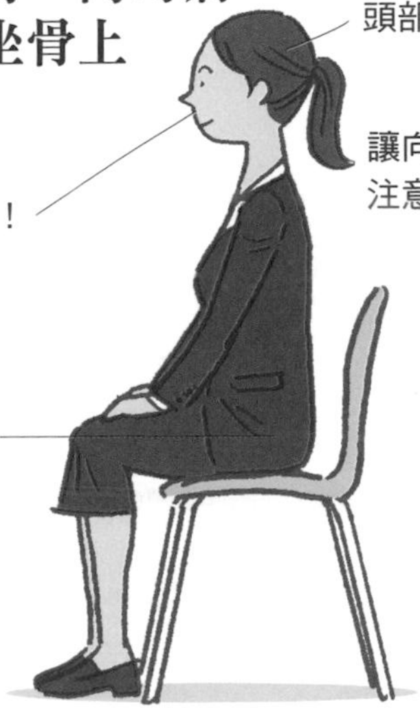

頭部放輕鬆（P63）！

讓向上集中的注意力往下移動！

慢慢地用鼻子呼吸！

將注意力放在髖骨之間的坐骨上！ 也可以將注意力放在座墊或是雙腳等支撐身體的部位！

2 將耳垂稍微朝外往下拉

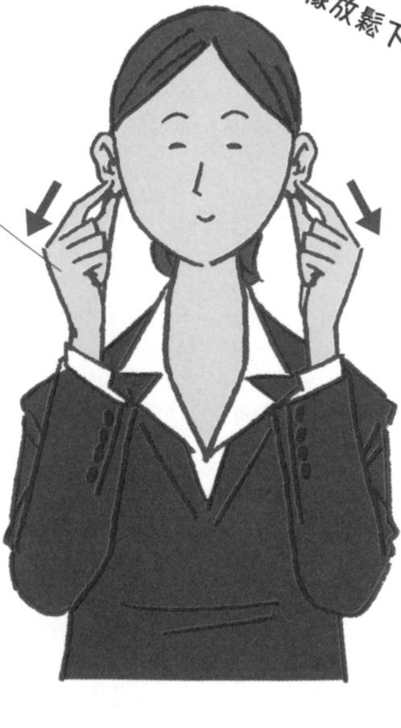

好像放鬆下來了！

將耳垂稍微朝外往下拉，感覺有點痛又很舒服的程度即可！

緩解嘴巴及頸周的肌肉緊繃現象！

重點提醒！

保持頭部輕鬆地落在坐骨上方的姿勢，才能讓向上集中的注意力往下移動。另外還能將耳垂稍微朝外往下拉，使肌肉不再處於緊繃的狀態。這樣一來，嘴巴及頸周的肌肉就會放鬆，減輕喉嚨很緊的感覺，聲音也才會容易發得出來。

結語

期盼日常不以為意的吃力動作從此消失，讓明天比今天更幸福

當初我會成為一名「亞歷山大技巧」的教練，起因於「想要改變自己」。那時我看到上過課程的朋友，整個人變得健康又活力十足，自己才有了嘗試的想法。當時日本並沒有專業的教練，於是我決定報名參加由外國一流教練指導的教練培訓課程，成為第二期的學員。

後來我取得了專業教練的資格，也開始開班授課，更曾經在東日本大地震後，於各地避難所的體育館，指導大家亞歷山大技巧的作法。受災民眾經歷了難以想像的苦難，生活上處處受限，他們一臉蒼白且筋疲力盡，卻在短時間的課程之後，逐漸臉泛紅潤展

現笑容。當他們以開朗的神情表達感謝時，令我更加體察到這份工作的必要性。

後來我以京都、大阪為據點，這陣子在巡迴全日本之後，已為逾一萬人解決了他們的切身困擾。我教大家揮別根深蒂固的舊觀念，幫助大家親身體驗身體正確的使用方式。就和先前一直苦於想要改變自己的我一樣，由於大家的身心問題都減輕了，也讓我親身見證到許多人笑中帶淚，出現判若兩人的變化瞬間。

這次會計畫推出本書，就是希望更多的人，不要放棄去改善自己的吃力動作。其次則是期盼將亞歷山大技巧的可能性推廣至全世界。在此非常感謝二位人士，也就是贊同我的理念，並協助我將理念具體成形的池田書店的高橋隆太先生、K-Writer's Club 的千葉慶博先生。

每天的日積月累，其實鮮少有人會去留意，不過這卻是最基本的環節，將對身體造成十分強力且深入的影響。倘若大家平時不以為意的難受現象及吃力動作，關於這方面的困擾都能藉由本書稍稍獲得緩解的話，將是我最開心的一件事。

人類身體的可能性，不僅如此而已。

祝福大家都能永遠健康且幸福。

亞歷山大技巧　Aru Quality Pro 代表　木野村朱美

作者介紹　**木野村朱美**

（株）Aru Quality Pro 代表。「亞歷山大技巧」專業教練，指導大家運用與生俱來的能力使用身體。曾經擔任國中的美術老師，為日本首位亞歷山大教練養成學校「KAPPA」第二期學員，完成歷經四年的訓練課程。以京都、大阪為據點教授亞歷山大技巧，並融入美術、茶道、太極拳、弓道、其他工作所習得之理論，於全日本各地展開個人訓練課程及團體訓練課程。擔任亞歷山大教練約莫二十年來，已為逾一萬人解決身體上的困擾，指導大家如何中止「在無意識下出現白費力氣的行為」。現在仍精力旺盛地從事教練工作當中。

◎什麼是亞歷山大技巧？

一百年前由澳洲演員弗雷德里克·馬蒂亞斯·亞歷山大所提出，有關使用身體的技巧。從歐美逐漸普及至全世界，現在也納入知名音樂學校及戲劇學院的課程當中。

學習過亞歷山大技巧的人士

保羅·紐曼（演員）
保羅·麥卡尼（音樂家）
基努·李維（演員）
史汀（音樂家）
鈴木重子（歌手）

採用亞歷山大技巧的學校、企業

茱莉亞學院（美國）
演員工作室（美國）
華盛頓大學（美國）
Google（美國）
皇家戲劇藝術學院（英國）
倫敦音樂與戲劇藝術學院（英國）
國立戲劇藝術學院（澳洲）
維氏（瑞士）

編輯　千葉慶博（KWC）
本文設計　清水真理子（TYPEFACE）

ILLUST DE WAKARU TSUKARENAI KARADA NO TSUKAIKATA ZUKAN

Illustrations by Satoshi NAKAMURA
First published in Japan in 2018 by IKEDA Publishing Co., Ltd.
Complex Chinese translation rights arranged with PHP Institute, Inc., Japan.
through CREEK & RIVER Co., Ltd.

疲勞身體的省力圖鑑

出　　版／楓葉社文化事業有限公司
地　　址／新北市板橋區信義路163巷3號10樓
郵政劃撥／19907596　楓書坊文化出版社
網　　址／www.maplebook.com.tw
電　　話／02-2957-6096
傳　　真／02-2957-6435
作　　者／木野村朱美
插　　畫／中村知史
翻　　譯／蔡麗蓉
企劃編輯／陳依萱
校　　對／林筱筠
港澳經銷／泛華發行代理有限公司
定　　價／320元
初版日期／2020年2月

國家圖書館出版品預行編目資料

疲勞身體的省力圖鑑 / 木野村朱美作, 中村知史插畫；蔡麗蓉翻譯. -- 初版. -- 新北市：楓葉社文化, 2020.02　面；　公分

ISBN 978-986-370-208-5（平裝）

1. 姿勢　2. 健康法

411.75　　　108020255